Essence *for* Resident

気になる
向精神薬

天沢ヒロ

医学書院

謹告

　本書に記載されている治療法に関しては，出版時点における最新の情報に基づき，正確を期するよう，著者ならびに出版社は，それぞれ最善の努力を払っています．しかし，医学，医療の進歩から見て，記載された内容があらゆる点において正確かつ完全であると保証するものではありません．

　したがって，実際の治療，特に新薬をはじめ，熟知していない，あるいは汎用されていない医薬品，保険適用外の医薬品の使用にあたっては，まず医薬品添付文書で確認のうえ，常に最新のデータに当たり，本書に記載された内容が正確であるか，読者御自身で細心の注意を払われることを要望いたします．

　本書記載の治療法・医薬品がその後の医学研究ならびに医療の進歩により本書発行後に変更された場合，その治療法・医薬品による不測の事故に対して，著者ならびに出版社は，その責を負いかねます．

株式会社　医学書院

〈Essence for Resident〉気になる向精神薬

| 発　　行 | 2019年4月15日　第1版第1刷ⓒ |
| | 2020年8月1日　第1版第2刷 |

著　者　天沢(あまさわ)ヒロ

発行者　株式会社　医学書院
　　　　代表取締役　金原　俊
　　　　〒113-8719　東京都文京区本郷1-28-23
　　　　電話　03-3817-5600(社内案内)

印刷・製本　横山印刷

本書の複製権・翻訳権・上映権・譲渡権・貸与権・公衆送信権(送信可能化権を含む)は株式会社医学書院が保有します．

ISBN978-4-260-03694-8

本書を無断で複製する行為(複写，スキャン，デジタルデータ化など)は，「私的使用のための複製」など著作権法上の限られた例外を除き禁じられています．大学，病院，診療所，企業などにおいて，業務上使用する目的(診療，研究活動を含む)で上記の行為を行うことは，その使用範囲が内部的であっても，私的使用には該当せず，違法です．また私的使用に該当する場合であっても，代行業者等の第三者に依頼して上記の行為を行うことは違法となります．

JCOPY　〈出版者著作権管理機構　委託出版物〉
本書の無断複製は著作権法上での例外を除き禁じられています．複製される場合は，そのつど事前に，出版者著作権管理機構(電話 03-5244-5088，FAX 03-5244-5089，info@jcopy.or.jp)の許諾を得てください．

はじめに

　『Essence for Residentシリーズ』．
　略して『ERシリーズ』は主に研修医の先生向けに作成した本で，本書は第四弾"向精神薬"になります．

　精神科の薬……というと，精神科医以外はどうもとっつきにくいイメージがあるかと思います．しかし，内服している患者さんの数は近年ものすごく多くなっており，「学びたい！」と思っておられるドクターの数は，少なくないと実感しています．

　拙書の"抗菌薬"を読み終えたあとによく聞く感想は，

「意外と使える抗菌薬って少なかったんですね……」

というものです．これは読者の方がうまく知識を整理できた証だと著者は思っています．なぜなら，できる医師なら，「むしろ使える抗菌薬が少なくて泣きたい……」と思っているからです．

　向精神薬も全く一緒です．知らないことは大きくみえがちですが，本書を読み終えたあとには同じような感想を抱いてもらえる自信があります．本書では向精神薬を次の5つのカテゴリーに分類して学んでいきます．

①興奮を抑える薬（抗精神病薬）
②気分をよくする薬（抗うつ薬）
③気分を安定させる薬（気分安定薬）
④不安をとる薬（抗不安薬）
⑤眠りをよくする薬（睡眠薬）

本書は究極にわかりやすくした向精神薬の本だと自負していますが，そもそも前提となる用語や精神科の原則を知らないと話が噛み合わなくなってしまうので，精神科の知識が全く抜け落ちてしまった方や，読み進めるのが辛いと感じた方は，一度拙書の『まとめてみた 精神科』を軽く見返してから取り掛かると，スムーズかと思います．

　本書が，皆さんの日常臨床レベルを大きく飛躍させることを祈り，はじまりとしたいと思います．

2019年3月

天沢ヒロ

Essence *for* Resident
気になる向精神薬

目次

第1章 本書の主旨について
1. 本書を学ぶ意義 ── 処方はNG!?……2
2. 天沢ヒロにしか書けないこと ── 非専門医だからこその視点……6
3. 用語について ── ややこしいようで，そうでもない……8

第2章 精神疾患の復習
1. 統合失調症（症状）── 陽性症状よりも注目すべきこと……12
2. 統合失調症（治療）── 主軸は薬物療法にあり……17
3. うつ病（症状）── 身体症状からしっかり疑えるか……22
4. うつ病（治療）── 3つの矢をおさえる……26
5. 双極性障害 ── うつ病よりも統合失調症に類似する疾患……35
6. 不安障害 ── 生涯有病率は5％と高い……39

第3章 抗精神病薬
1. 抗精神病薬（総論）── 思っているほど種類は多くない……46
2. SDA ── 非定型抗精神病薬では強めのグループ……51
3. MARTAとDSS ── 非定型抗精神病薬では中間～弱めのグループ……55
4. 定型抗精神病薬 ── 非専門医はどう活かすべきか……59

第4章 抗うつ薬
1. 抗うつ薬（総論）── 非専門医が知っておきたいことを中心に……66
2. SSRI ── 基本的に1st choiceとなる……75
3. SNRIとNaSSA ── 1st choiceになることもある……79
4. 三環系抗うつ薬・四環系抗うつ薬 ── 参考程度に留めておく……84
5. その他 ── まだまだある抗うつ作用をもつ薬剤……88

6 非専門医に必要なこと —— 知ろうとしなければ一生わからない……93

第5章 気分安定薬 & 抗不安薬

1 気分安定薬 —— 3つの時期に分けて考える……104
2 抗不安薬（総論）—— 非専門医も処方する機会がある……109
3 抗不安薬（各論）—— お気に入りを最低3つはみつけよう！……113

第6章 睡眠薬

1 睡眠障害 —— 日本人の5人に1人が悩んでいる……124
2 睡眠薬（総論）—— 患者さんに快適な睡眠を！……129
3 睡眠薬（各論）—— もう迷わない！……134
4 せん妄 —— 避けては通れない……145
5 最後に天沢ヒロからのメッセージ —— 学び終えたあとにあらためて伝えたいこと……151

付録

● 向精神薬一覧……156

索引……159

`column`
早期発見はできるのか……16
なるほどなぁ！と思った瞬間……21
なぜ，うつ病は「甘え」といわれるのか……22
2次性のうつ病……25
断眠療法（覚醒療法）……31
さまざまなうつ病……33

双極性障害の抑うつの特徴……36
不安障害を復習しよう！……40
抗精神病薬と併用する薬……50
クロザリル®（クロザピン）……57
知らないことは罪にもなる……69
薬を使わない状況……72
選択的ノルアドレナリン再取り込み阻害薬……82
トラマール®について……86
ケタミンがうつ病を救う!?……90
抗Parkinson病薬はうつ病に使えるのか……92
予想をする真の意義……99
セルシン®/ホリゾン®（ジアゼパム）……115
ナルコレプシー……125
医師は睡眠とどう向き合うか……126
睡眠に用いる漢方薬……139
市販の睡眠薬……144

天沢先生のミニテスト
ミニテスト①……42
ミニテスト②……63
ミニテスト③……101
ミニテスト④……121
ミニテスト⑤……153

装丁・本文デザイン◉デザインワークショップジン

第1章
本書の主旨について

1 本書を学ぶ意義
処方はNG！？

　よーし！ これから勉強不足だった精神科の薬についてバリバリ学んで，ガンガン処方していくぞー！ と思っているアナタ．……非常に残念です．なぜなら，私はそうあるべきではない，と考えるからです．

　本書を読み終えたときに，皆さんはおそらくこう思うでしょう．

「気軽に処方しちゃいけない」

　学べば学ぶほどそう思えてくるから不思議です．そして，とんでも処方がこんなに世のなかに溢れているのか，ということに気づくことにもなります．

「じゃー学ぶ意味なくない？」

　と思った方．それは大きな間違いですよ！
　例えば，読者の方のなかにこう思ったことのある人はいませんか？

「は？ この状況に第3世代セフェム系の経口薬使うとかありえない！」

　……ん？
　そう，抗菌薬ですね．
　著者の周りも含めて，最近けっこーよく聞くセリフだなって思います．

　ですが，

「は？　この状況にベンゾジアゼピン系使うとかありえない！」

みたいな感じで，向精神薬に吠える人は少ないように思うのです．

自分で処方することはあまりなかったかもしれませんが，処方されているケースには多く遭遇するはず．ほら，目の前の患者さんのお薬手帳をみてください．意味のない薬がこんなに出ているんですよ？　抗菌薬と違って，患者さんはこのままずっと飲み続けるかもしれませんよ？

なんだかよくわからないけど，Do処方にしてしまっているという人も多いかもしれません．この現象はなぜ起きているのかというと，私たち非専門医が向精神薬をよくわかっていないからにほかなりません．

抗菌薬に吠えるのは感染症科医限定でしょうか？　いいえ，もはやそんなことはありませんよね．これは，抗菌薬の知識の必要性が高まり，非専門医の理解が深まったためと考えます．では，精神疾患は診なくてよいでしょうか？　いいえ，感染症と同じく日常にありふれている疾患であり，非専門医でもある程度は診れるようにならなくてはいけないと私は思うのです．

それから，「内科的な異常がないからとりあえず精神科へ」というパターンもよくみかけます．「○○を疑う」とかではなく，ただ漠然と「精神的疾患？」みたいな感じです．そういう人に限って，精神科医から「腹痛あり，精査希望」などとお願いされたときに，「精神科医は何も診ていない」などと文句を言う始末です．また，内科もばっちり診られる精神科医もいますが，「内科的な疾患がないなら……」と安心（？）してしまい，何かしらの除外診断がつけられてしまうこともあるのです．内科的疾患・精神疾患それぞれを知らなければ，どちらの可能性が高い，もしくは併発している，などの正しい判断はできませんし，先ほどの「内科的な異常がないからとりあえず精神科へ」のパターンになってしまうのだと思います．当

たり前ですが，検査値に出るわけでもないですし，みようとしなければみえてきません．

さて，ここまで色々と語ってきましたが，私も精神科のことがよくわからなかった１人です．教科書で勉強をしてもなかなか実践に活かせるわけでなく，精神科に送ったはよいもののどうなったかわからない，ということも多かったからです．そこで，とある精神科医の先生にお願いをしたところ，学ぶ機会を与えていただくこととなりました．結果，精神科領域の奥深さに驚愕するも，非専門医にとってこれくらいは知っておくべき，というラインを見定めることくらいはできました．

それからというもの，自分が期待していた以上の効果が現れ始めました．まず，physicalとmentalはやはり切っても切り離せない関係であることが再認識でき，自分の専門分野を診療するうえでも非常に役立つと感じました．頭では理解していたつもりになっていたものの，どちらかだけでは限界が訪れる瞬間を幾度となく経験します．

それから，患者さんとのラポール形成が容易になりました．これについては後ほど例を挙げていきます．ちょっと番外編ですが，自分の身近な人たちの相談に乗れるようになったことも大きかったです．

そしてこれは予想していなかったため，最も驚いたことですが……，仕事がさらにさらに楽しくなりました！　例えば，学ぶ前だとお薬手帳をみても「睡眠薬〜」とか「抗不安薬〜」くらいにしか思いませんでしたが，

学んだ後には，

「あ，この薬が出ているということは，もしかしたらこういうことに困っている患者さんなんじゃないかな〜」

とか

「こっちのほうがいい薬なんじゃないかな〜」

などといった視点で考えられるようになりました．ルーチンになりがちだった領域に楽しみができたのです！ 結果的に，患者さんによいアウトカムを出すことができるようになったので，なおよし◎という感じです．

　抗菌薬と同様に自分のお気に入りの向精神薬をみつけて欲しいですし，どこまでが自分にできてどこからが専門医に紹介すべきかのライン引きも学んでいただけたら，と思います．

2 天沢ヒロにしか書けないこと
非専門医だからこその視点

　さて，私のいいたいことが少しずつ皆さんに伝わったはずです．共感してくださった方，安心してください．がっかりさせません！

　専門書はとても面白いのですが，非専門医にとってoverになりがちなことが多いんです．どんなに深く学んだところで，「結局そこまで使わないからなぁ～」となると，なかなかモチベーションも上がりません．

　そこで，私，天沢の出番！

　専門書のように，細かい作用機序だとか，ごく稀なパターンだとか，偉い人の意図を汲むだとか，そういうのは一切抜きにして，非専門医にとって必要！　面白い！　と思うものをバンバン書いていこうと思います．

　もし，そういう知識じゃなくて深い知識くれよ！　とか一流の精神科医を目指す！　とかであれば，本書をそっと本棚にお戻しください．お互いのためです．ときどき私が書く本に「足りない！」という意見が出てくることがあるのですが，ほかにそういう本はたくさんあるのだからそちらを購入すればよいのでは……？　と思うのです．わかりやすい切り口，専門医ではなかなか書けないクリアカットさを求める方のみ，ご愛読いただければ幸いです．

　それにここだけの話ですが，この分野は専門医の間でも色々な意見が出てくるので，細かい話をいい出すと，もうまとめることは不可能です．目に見えない領域なので当たり前といえば当たり前ですが．

もし，専門医の方が本書をみて「非専門医のくせに！」と怒りを覚えたとしたら，ただただ意味のない批判をするのでなく，ぜひ非専門医に向けたわかりやすい最高の本をお書きください．そうすれば私の本のニーズはなくなり，私もその本を楽しむことができる．お互いにとって win-win の関係を築けると思うのです．それこそが私の真の狙いといっても過言ではありません．……だって，わかりやすい本に出会えたときの喜びはすごいですから(^^)笑.

　もちろん，私もまだまだ未熟者であるがゆえ，医学的に間違っていることについてはぜひともご教授くだされば思います．理想の本が完成するまで，本書がその役割を代行させていただきたいと思いますし，それまでは精一杯やりきりたいと思います．

3 用語について
ややこしいようで，そうでもない

・**向精神薬**

中枢神経系に作用する薬物の総称．ちなみにですが，いずれの薬も車の運転は控えてもらうのがよいとされています．

・**抗精神病薬**

昔はメジャートランキライザーと呼ばれていたが，今は使わない．ちなみに，マイナートランキライザーはベンゾジアゼピン系のことで，こちらは未だに使う先生もいます．

・**診断基準**

精神科をよく知らない人は，DSM-5 や ICD-10 などが診断をするうえで最も位が高いと勘違いしていることがあります．当たり前ですが，こころの問題を普遍的にすることはなかなか難しく，個人レベルに押し込むことはうまくいかないことも少なくありません．そのため，診断基準はあくまで補助的なものであり，現実的には専門医による診察が1番優先されます．

診断基準だけをみると「これ，自分にも当てはまるぞ！」と思ったことは皆さん経験があると思います．しかし，診断基準にばっちり当てはまっても，精神疾患ではないということも大いにあるのです．つまり，精神疾患の肝である日常生活に支障をきたしているか，という視点が必須なのです．また，その症状が2週間以上続くかですね．だって失恋したあとなんて，まさにこの世の終わりみたいになるじゃないですか．でも，それを病気としたら，大変なことになっちゃいますよね．

・心理検査

　精神疾患の診断に使えたり，ものによっては重症度を測定できたりもします．しかし，診断基準と同じくあくまで補助的に用いるものです．

・精神療法

　治療3大柱の1つ．認知行動療法や森田療法などの総称．ただし，導入時期を間違えると悪化します．

・polypharmacy

　薬を飲み始めるのは簡単だが，やめるのはなかなか難しい……その結果，たくさんの薬を併用し，思わぬ副作用や相互作用を起こしている可能性があります．患者さんにも医療界全体にも好ましくない問題です．

第 2 章

精神疾患の復習

1 統合失調症（症状）
陽性症状よりも注目すべきこと

まずは軽いジャブから……．

　統合失調症を学ぶとか学生以来だよ～．なんていう人も少なくないでしょう．まずはメイン（薬）に入る前に軽く復習しておきましょう．

　抗菌薬でもそうですが，どの菌にどういう特徴があるとか，どの疾患にどういうパターンがあるとか，そういう臨床的な側面を知らないと実践的な知識にはつながりませんでしたよね．ただし，自分で考えて自分で処方するというところが目的地ではないので，本章については気合いを入れすぎる必要は全くありません．イメージ付けだけでよいですし，先に第3章以降の向精神薬から読んでもよいかと思います．

　さっそくですが，統合失調症というと具体的にどんなイメージでしょうか？　ローテートしていた1年目の研修医の先生たち何人かに聞いてみたところ，

「幻聴……」
「暴れて殴られかけたことがありますよ～」
「精神科にお任せです（笑）」

　なるほど，国試の知識はどこにいってしまったのやら……．まあ，新たに覚えることはたくさんあるし，なかなか精神科まで手広く構えるのは難しかったのでしょう．必要に迫られることも学生時代とは異なりますから，これがある意味現実なのかもしれません（笑）．ですが，今本書をみてくれている皆さんは，多少精神科のことも……！　と余裕が出てきたと

ころなのでしょう．少しずつ思い出しながら進めていきましょう．

統合失調症のポイントは？？

　症状について成書をみてみると，幻覚（特に幻聴），被害妄想，思考伝播，作為体験，滅裂思考，感情鈍麻，意欲低下，思考途絶，認知機能低下などが出てきます．国試ではこれらの言葉を覚えることが大切だったかもしれませんが，覚えなくてよいです．必要ないとはいいませんが，非専門医にとって言葉の位置づけの優先順位はさほど高くないと考えています．（※何度もいいますが，そういうことから勉強したいと思っている人は成書にしましょう！　私とはご縁がなかったということで……！）

　そもそも，精神疾患とはなんでしょうか？　壮大なテーマのようにも思えますが，最も大切なことは「その症状によって患者さんやその周囲の人たちが困っているか」ということです．言い換えれば，「ある症状によって日常生活に支障が出ているか」がkey pointになるわけです．これはいつも大切にすべきで，診断をする側になるわけではありませんが，精神科の肝はここにあるという前提を忘れないでおくとよいでしょう．

point　精神疾患の肝→日常生活に支障が出ているかどうか

　さて，統合失調症に話を戻します．話が脱線するのは私の悪い癖です（笑）．統合失調症には陽性症状と陰性症状の2つがあります．

　陽性症状とは，本来ないはずのものがある状態で，幻覚（特に幻聴），妄想，思考伝播（考えが周りに伝わる），作為体験（他人に操作されている），滅裂思考（言葉がつながらない）などが当てはまります．幻聴も妄想も本人にとっては真実でしかないので，病識は基本的にありません．幽霊がい

るかいないかはわかりませんが，見えた人にはそれが真実であるのと一緒です．

さて，ここまでは国試でもおなじみでしたね．幻聴が激しい！ 被害妄想が止まらない！ などド派手な印象が強い統合失調症ですが，今日からその概念は95％くらい捨て去りましょう！

たしかに，これらの陽性症状がほかの精神疾患（例えば，双極性障害）かもしれない！ など精神科的に鑑別が必要であることは事実なのですが，我々非専門医にとって最も大切なことは，診断をすることではなく見逃さないことにあると思っています．派手な症状を見逃すことはまずないでしょう．たとえ何も知識がなかったとしても，「これは精神科に1度受診したほうがいいな」というセンサーくらいは働くと思います．つまり，精神科医に大事なことと非専門医にとって大事なことは異なるのです！

非専門医にとって何が大切か

もう1度いいますが，皆さんにとって大切なことは見逃しを防ぐこと．そして，皆さんが見逃しうる状況・より遭遇するであろう状況としては，派手な陽性症状よりも，次にお話しする陰性症状（や初期症状）が圧倒的に多いのです．精神科ローテーション時にこの理論は通用しませんが，一般病棟や救急外来に携わるのであれば，ここが重要です．

皆さんも，統合失調症の既往のある患者さんに出会ったことがあるでしょう．初期研修医になりたての頃は，「あれ？ 思っていた（派手な症状）ものとは違うぞ？」と思った人も少なくないと思います．特に一般病棟に入院してくるような患者さんに幻聴や妄想があって……という状況に遭遇することはほぼないでしょう．

国試で主に扱うのは，陽性症状なので仕方がないといえば仕方がないの

ですが（せめて陽性症状を見逃すなよ！ というメッセージは伝わりますが），非専門医にとって陰性症状こそ，おさえておくべきことなのです．

陰性症状とは？

　そもそも，統合失調症の経過について馴染みがない人も多いかもしれません．基本的には，初期症状→陽性症状→陰性症状という経過をたどります．そして，（ここが肝心ですが），陽性症状よりも 陰性症状のほうがなが～～く付き合っていかなければならない のです．陰性症状だけが何年・何十年も続くことも少なくなく，陰性症状をいかに乗り切れるかが統合失調症の本当の課題だ，という精神科医もいるくらいです．糖尿病で例えるなら，DKA/HHS ももちろん大切だけど，普段の血糖コントロールがそもそも大切だよね～！ という感じです．

　陰性症状とは，本来はあるはずのものがなくなる状態です．陽性症状と真逆ですね．感情鈍麻（感情表出が乏しくなる），意欲低下（意欲が乏しくなる），思考途絶（考える力が乏しくなる），認知機能低下（判断力や記銘力が乏しくなる）などが該当します．

　何の情報もない状態から当たりをつけるのは難しいかと思いますが，統合失調症の既往のある患者さんを診察するときには，ぜひこれらを意識して診察してみてください．今まで見逃していただけなんだなぁ～というのがよくわかると思います．特に意欲低下や認知機能低下に対して，「うつ病！」とか「認知症！」とかで片づけられてしまっているケースも少なくありません．

統合失調症の既往あり→陰性症状の有無を問診せよ！

皆さんが適切な道へとつなげてあげられたら，これほど素敵なことはないと思います．非専門医だとかまだ研修医だとか，そういうつまらない括りに縛られず，1人の医師として，患者さんを救えるかもしれない！ という原点に立ち返ってみてはいかがでしょうか．

> **column**
>
> ### 早期発見はできるのか
>
> 　ちなみに，最も難しい（専門医でさえ難しい）のが，統合失調症の初期症状です．気分の不安定さ，焦り，不眠，食欲不振などが知られています．これだけの情報だけでは，うつ病や不安障害などほかの精神疾患との鑑別はできません．この段階で無理に診断をしにいく必要はありませんが，後述するようにいかに早く治療介入できるかが予後に関係するので，早くみつけるにはどうすればよいか，というのを少し考えてみましょう．
>
> 　大切なポイントは，若年者かどうかということ．高齢者がいきなり統合失調症を発症するというのはまず考えにくいです．また，統合失調症の家族歴（遺伝）も重要で，片親だと10%，両親だと40%くらいの確率で発症するといわれています．
>
> 　若年者の不定愁訴はときどき救急外来にも来ますよね．すべての患者さんに対して精神科受診をrecommendするのはやり過ぎですが，「若いから大丈夫だろ〜」とあまり油断しすぎず，可能であればご家族に（統合失調症であれば本人は病識を欠く），症状が続くようであれば早めに医療機関を受診していただくよう，説明しておくのがよいかと思います．

2 統合失調症（治療）
主軸は薬物療法にあり

精神疾患に概ね共通する治療法

　精神疾患に対する治療法としては，多少の例外を除き，大きくとらえると以下3つに分けられます．

> **重要** 🖐 **精神疾患に対する治療3つ**
> ▶①**生活指導**
> ▶②**精神療法**
> ▶③**薬物療法**

　しかし，最初から例外的で申し訳ないのですが，統合失調症に関しては**薬物療法がほぼ必須**といわれています．軽症にみえるケースだと，まずは生活指導や精神療法から……？　と思いがちですが，悠長なことはいっていられません．症状の強さは予後に関係しません．関係するのは，**いかに早期介入できるか**なので，最初からがっつり治療を行います．

　たとえ落ち着いてきても，しばらくは薬を飲み続ける必要があります．そのため，「もう落ち着いてそうだし，いらないかな〜！」と勝手に薬を切るのはNG．副作用の悪性症候群を疑うなど，特殊な状況でない限りは手を出さないようにしましょう．

ミクロな視点でみてみましょう！

　少し，コーヒーブレイクしていきましょう．そもそも，統合失調症はど

ういうメカニズムで起こっているのでしょうか？

　遡ること1950年代，ドパミン遮断薬が統合失調症に効く，ということがわかりました．そこから，ドパミンが過剰になると統合失調症が生じるのだろう，と考えられるようになりました．

　現代でも，特に大脳辺縁系でドパミンが過剰になると，幻覚や妄想が生じることはおそらく正しいと考えられています．したがって，ドパミンを増やすような覚せい剤なんかでは，統合失調症にそっくりな症状が出ることが有名です．

　が，これだけでは説明がつかない事象がいくつか出てきました．まずは，実際に脳の中を調べてみた結果，必ずしもドパミン過剰になっているわけではなかった，ということです．また，前頭葉のドパミンが少なくなって陰性症状が生じている可能性が示唆されたのです．

　上記を「ドパミン仮説」といいますが，これを解決したのが「グルタミン酸仮説」です．グルタミン酸はNMDA受容体にくっつくことで，ドパミン分泌をコントロールしています．そこで注目したのが，グルタミン酸が減ることでドパミンのコントロールがうまくいかなくなっているのではないか？というものです．これで先ほどの事象は説明可能であり，NMDA受容体をブロックするようなケタミンなどでは統合失調症が悪化してしまうことが知られていましたが，併せて説明することが可能となりました．

　ほかにもセロトニンやGABAなどの関連もいわれています．現在最も有力な仮説としては，陽性症状に関してはドパミン過剰で生じるが，陰性症状に関しては複数の物質が関与しているのだろう，というものです．これを応用すると陽性症状には抗精神病薬がよく効きそうだけど，陰性症状には少し効きづらいのかな，と予想できますね．

治療から社会復帰へ

すでに前述していますが，統合失調症は陽性症状が落ち着いたあとに陰性症状だけが何年・何十年と続いてしまうことがあります．だから，幻覚・妄想→統合失調症→抗精神病薬で落ち着いた→オシマイ！　なんて簡単な話ではありません．基本的には長期戦なのです！　いかに陰性症状とうまく付き合いながら社会復帰を目指すかが重要であり，専門医のもとにかかりつけることこそが肝心です．本書で学んでいただいている方には，ぜひともこのライン引きをしっかりしてもらいたい．どこまでが非専門医としてできるべきで，どこからが手を出してはいけないか．

本書で学んだことを使えば一時的に治すことはできるかもしれません．しかし，その後の患者さんの人生を背負う覚悟がないのであれば，ここは手を出してはいけない領域です．抗菌薬と一緒で，ぐちゃぐちゃに使いまくるともうどうしようもない，ということが起きてしまうのです．

落ち着いてきたところで，生活指導や心理療法などを交えた社会復帰へのサポートが始まります．有名なのはデイケアですね．病院もしくは専用の公共施設に集まってもらい，話をしたり，授業を受けたり，運動をしたり，カードゲームで遊んだり，日によって異なるプログラムが提供されます．多くは統合失調症ですが，30％くらいはうつ病，双極性障害，アルコール依存症あたりの患者さんも混じっています．一定の時間に一定の場所にいてもらうことにより，生活リズムの安定化，引きこもりの予防，家族の負担軽減につながるし，対人交流に自信をつけてもらうという狙いもあります．

落ち着いてからのデイケア→生活自立＆コミュ力UP！

これらは，薬物療法だけではなかなか対応が難しい陰性症状に有用といわれています．ただし，人間関係が絡んでくるため，いじめや異性関係のトラブルに注意が必要ですけどね．

衝撃！電気けいれん療法（ECT）とは？

大きな病院では，難治性の統合失調症に行われることがあります．てんかんの人に統合失調症が少ないことから，人為的にてんかんを起こしたら治るのでは？ といわれて始まった，麻酔下で行う治療法です．

神経伝達物質の分泌量を適正にする？ といわれていますが，よくわかっていません．副作用が少なく，即効性が期待できる治療法です．だいたい数週間にわたって施行します．

ほかに，難治性のうつ病や双極性障害にも適応あり．気になった方はちょこっと調べてみるとよいでしょう．初めて見たときは拷○のようにみえました（過去には本当に拷○として使用されていたようです）．

column

なるほどなぁ！ と思った瞬間

　研修医の頃，とある有名な精神科の先生の外来を見学させていただきました．統合失調症でかかりつけ医の患者さんが次々にやってきたのですが，自分の想像していたものとはすごく異なっていました．精神科というと，患者さんの話を傾聴し，1人ひとりの時間を長くとっているイメージだったのですが，その先生は，

「やっほ～元気？　変わったことあった？……特にないか．そんじゃ，また来月ね」

みたいなすごくあっさりした対応でした．
　この先生，本当にすごい人なの？　大丈夫か？　と思ったので，素直にその心の疑問を問うてみました（研修医だったとはいえ，大変失礼しました笑！）．

「ま，おれがすべて正しいとは思わないけど，そこは相性．おれみたいなのが好きな患者もいるんだよ～．あと，1番大事なのは，外来に来るってそのこと自体なんだよね．陰性症状が強くなってくると，通院して来なくなるわけよ．来ない間に悪化して戻ってくるパターンが多いわけで……．だから，外来に来た時点でとりあえずその人は安心ってこと．来ない人がむしろ要チェックなんだよね」

　ということでした．たしかに，初診の人とか，重症な人とか，患者さんによって違った対応をしている印象ではありました．じっくり傾聴するだけがすべてではないんだな～と勉強になった瞬間でしたね．

3 うつ病（症状）
身体症状からしっかり疑えるか

うつ病の症状とは

　簡単に復習しておきましょう．抑うつ，意欲低下，思考制止，微小妄想（罪業妄想など），希死念慮などが有名です．それに加え，睡眠障害や食欲低下などの<u>生理的欲求の減少</u>がみられます．特に何らかの睡眠障害は，うつ病の患者さんの90％以上にみられるといわれており，見過ごせない問題です．

　また，救急外来には，<u>身体症状</u>で来院することも珍しくありません．頭痛，胃痛，肩痛，腰痛など，おおよそ60％の患者さんで"<u>何らかの疼痛</u>"があるといわれています．

　さらにいうと，<u>認知症</u>に類似した症状を呈することもあります．思考制止や意欲低下に加え，睡眠障害による疲労感も重なり，頭の回転が鈍くなるといわれています．「自分は認知症かもしれない」という主訴の患者さんで，結局うつ病であったという経験もあります．救急外来などでは診断することは難しいですし，役割から外れますが，treatable dementia（治療できる認知症）として覚えておくとよいと思います．

column

なぜ，うつ病は「甘え」といわれるのか

　最近では"<u>病気</u>"として認識されつつありますが，"<u>甘えである</u>"という世間の風潮はまだまだ残っているようです．非専門医がうつ病のことをよくわかっていないこともその原因の一端かもしれません．

"甘え"と誤解されるのにはいくつか理由があります．代表的なところをpick upしていきたいと思います．

- 「落ち込む」というのは誰しも経験があり，その大小は自分の物差しでしか測れない
- 病気が目に見えない
- 誤解を解くほどの気力が本人にない
- 夕方になるほど状態がよくなりやすいため，「仕事に行きたくないから？」と思われがち
- 治療が"休息"であるということ

研修医の頃に"うつ病"になってしまった友人がいました．休職中に軽い運動を行っていたところ，たまたま帰宅途中の同期に出くわしてしまい，ひんしゅくを買ったという話を聞きました．本人は治療の一環である運動療法を実践していただけなのですが，同期からは「こっちはお前の分まで当直入ってやってんのに，何いい汗かいてんだよ！！」と口論になったそうです（なんという器の小ささ……）．

神経物質を気合いで出せるのであれば，誰も苦労しませんよね．実際にうつ病の患者さんとお話をしてみるとわかりますが，「早く仕事に復帰したい」と思っている人のほうが多い印象です．もともと，真面目な性格なのでしょう．決してサボっているわけではないですし，「甘えてはいけない」と苦しませてしまっているのです．

より客観性をもたせるため，血液検査や画像検査などへの期待が高まっています．前者の例としてはリン酸エタノールアミン（PEA）というバイオマーカーで，うつ病により血中濃度が低下するのではないか，といわれています．ただし，偽陰性になった場合「陰性だから甘え」なん

ていう論理が展開されてしまう可能性があるので，導入は慎重にならざるを得ません．後者には光トポグラフィー検査（NIRS）があり，前頭葉の血流を測定することで，さまざまな精神疾患を見分けられるかもしれないというものです．まだまだ課題は残されていますが，今後の動向に注目です．

うつ病の重症度は？

うつ病に使える検査として有名なのが，QIDS-J，CES-D，ハミルトンうつ病評価尺度（HDRS）です．前者2つは自分でできるうえに90％の診断精度という優れものです．後者のHDRSは検者（プロ）が必要ですが，重症度を割り出せます．

ただし，全例で心理検査を行えるわけではないですし，非専門医にとってはハードルが高いと思います．ざっくりと次のように覚えておきましょう．かなりアバウトな感じですが（笑）．しかし，後々これがうつ病の治療を理解するのに必要になってきます．

重要　うつ病の重症度の目安

- ▶軽症 ：日常生活に少し支障あり
- ▶中等症：日常生活に支障あり
- ▶重症 ：日常生活が大きく支障あり

誤解して欲しくないのですが，軽症だから軽くみてよいわけではありません．むしろ，軽症の状態は周囲からみると"普通"と感じてしまうことも多く，来院が遅れたり，周囲から理解が得られないなどの状況にもなりかねません．逆に，エネルギーが残っている分，自殺を遂行してしまう可

能性がある，という非常に不安定な状態なのです．ここは内科疾患とは異なる精神科独自の考え方なので注意してください．

> **column**
>
> ### 2次性のうつ病
>
> 　内科的なことからうつ病を発症することもあり，その場合は原疾患の治療がベストであることはいわずもがな．ここでは，どのようなものが隠れている可能性があるのか，うつ病のときに考慮しなくてはいけないのかをまとめておきます．
>
> - 甲状腺機能低下症
> - 悪性腫瘍
> - 糖尿病
> - Parkinson病
> - 脳血管障害
> - 多発性硬化症
> - 認知症
> - 頭部外傷
> - SLEループス
> - 更年期障害
> - 薬剤（ステロイド，IFNなど）
>
> 　上記が代表的なところです．また，統合失調症（陰性症状），双極性障害，発達障害，パーソナリティ障害などの精神疾患との鑑別が難しいこともあり，「抑うつ＝抗うつ薬」の安易な方程式は成立しません．

4 うつ病（治療）
3つの矢をおさえる

どういう人がなりやすいのか？

　そもそも，うつ病の原因とはなんでしょうか？　直接的な原因としては，ストレスが多いようです．例えば，病気，事故，親しい人の死，失業など．

　意外に知られていないのが，昇進や結婚などでも発症するということ．一見 happy なことのようにみえても，やらなきゃいけないことへの責任感の増加により，大きなストレスになってしまうようです．このように，一般的に喜ばしいとされることでも発症しうる，ということは知っておいたほうがよいかと思います．

　また，勤勉もしくは執着気質（1つの物事に打ち込みやすい）などの性格もリスクになるといわれています．性格とは「物事のとらえ方」を反映するので，長所にも短所にもなりうるのです．

ミクロな視点でみてみましょう！

　さて，またまたコーヒーブレイクです．そもそも，うつ病はどういうメカニズムで起こっているのでしょうか？

　「モノアミン仮説」というのは，皆さんどこかで聞いたことがあるんじゃないでしょうか？　しかし，そもそもモノアミンとはなんでしょうか？　今回はそこから学んでいきましょう．
　代表的なものとして，ドパミン，セロトニン，ノルアドレナリンが挙げられます．それぞれの主な作用を述べると，ドパミンは「快楽」，セロト

ニンは「気分」，ノルアドレナリンは「意欲」「疼痛緩和」に関係しているといわれています．

　うつ病は，これらの物質の欠乏により生じているのでは？といわれています．例えば，冒頭でお話したように"何かしらの疼痛"が生じるのも，モノアミン（特にノルアドレナリン）が減少して痛みの閾値が下がるためとされています．治療もこの理論に則り，ノルアドレナリンを増やすような薬を選択するわけですが，それについては後ほどにしましょう．

　さて，この発想こそが，「モノアミン仮説」です．ところが，モノアミンを増やしたからといって必ずしもよくなるわけではないですし，タイムラグ（抗うつ薬が効くまで2週間くらいかかる）の説明ができませんでした．

　現在最も有力なのが，「神経可塑性仮説」になります．脳の中ではBDNFという新しい神経を作ったり，神経を成長させたりする神経物質があることがわかっています．このBDNFが減ることがうつ病の発症に関与する，といわれています．BDNFが減ることで，結果的にモノアミンが減っているのではないだろうか，ということです．

　モノアミンを増やすことでBDNFも増えてくるといわれており，その期間がちょうどタイムラグの期間にあたるのではないか？と考えられています．電気けいれん療法でもBDNFが増加したと報告されており，この説が有力視されるようになりました．しかし，すべてを解明できたわけではなく，薬物のみでの根治はまだまだ難しいのが現状です．

3つの矢とは？

　いよいよ，うつ病に対するアプローチです．精神疾患の基本3つに基づいて作成しています．薬については後ほど学びましょう．

> **重要　精神疾患の治療まとめ**
> ▶①**生活指導**：休息，食事・睡眠・運動，周囲の人の理解・協力
> ▶②**精神療法**：認知行動療法，行動活性化療法，小精神療法
> ▶③**薬物療法**

　さて，ここで先ほど学んだことが役立ちます．それは重症度．軽症だから軽くみてよいわけではない，という話をしましたが，それなら分ける意味なくね？ と思った人もいるかもしれません．ですが，もちろん意味はあります．それは重症度によって治療の中心となるものが変わってくるのです．

　具体的に話すと，軽症には生活指導や精神療法を中心に行い，数ヶ月程度で治癒を目指します．重症には薬物療法を中心に行い，治癒するまで1年以上になる覚悟で治療にのぞむのです．逆に，軽症には薬物療法は効きづらく，重症には生活指導や精神療法の効果が発揮しづらいのです．

　また，治療の場所も変わってきます．可能なら外来治療が望ましいでしょう．入院そのものがストレスになりますし，家族と過ごすというのも立派な治療になるためです．ただ，入院することで生活リズムが整う，24時間バックアップがあるなどのメリットがあるのも事実ですけどね．よって，適応に関してはケース・バイ・ケースですが，重症，自殺企図あり，治療抵抗性，家庭環境に問題があるなどでは，早めの入院検討が必要になります．

1の矢！ 生活指導

　あまり直接かかわることはないかもしれませんが，現代病といわれるくらいcommonな疾患なので，さわりくらいおさえておきたいところです．もしかしたら身近な人が発症するかもしれません．その人との立場によっ

ては自分の立ち回りをうまく変えられるので，知っておいて損はないと思いますよ．

　とにかく本人に必要なのは休息です．ストレスになっていそうなものは，なるべく避けるようにしてもらいます．注意すべきは，その間に重大な決断はさせないということ．あくまで避けるだけ．例えば，仕事であれば休職であり，退職ではありません．

　それに加えて，自分が意識することと周囲が意識することの2つも大切になってきます．

　まず前者についてですが，端的にいうと健康によさそうなことをすればよいのです．具体的には，バランスのよい食事，規則正しい睡眠，適度な運動です．
　食事は朝・昼・夕の3食にバランスのよいものを摂るだけでOK．「うつ病に効く食べ物は○○」などの類のものは実用性に乏しいため，細かいことは抜きにして大まかに決めます．睡眠は，後ほど学びますが，眠れる環境作り（＋睡眠薬）に取り組みます．運動は，ウォームアップ程度のものを継続すること．これらはお互いによいサイクルを生み出し，BDNFの増加も確認されています．皆さんも，これら3つが揃った日は気分が上がるというのは経験済じゃないですか？

　続いて後者について．うつ病は，周囲の人の理解・協力があるだけで何倍も早く治るといわれているので，最も大切なのかもしれません．本書では，家族・職場・友人の3つで考えていきます．
　家族であれば，変に気を使うのではなく，普通に接します．そのうえで，生活リズムを整えられる環境作りや安らぎを与えるように工夫します．
　職場であれば，病気であることを理解してもらい，休養できるよう調整してもらうことです．罪悪感を減らすようなシステムにすると◎．
　友人であれば，余計なおせっかいをしないことが大切です．「〜するべき

などの断定的なアドバイス，気晴らしに連れていくなどはNG．これらは結果的にプレッシャーにつながってしまう可能性があるのです．有名どころとしては「頑張れ！」はダメといわれていますね．あれは「頑張らなきゃダメだよ！」というニュアンスが含まれてしまうためです．そのため，「休むことを頑張りましょう」というのは使ってもOKです．日本語って難しいですね～．

> **重要　うつ病に必要な生活指導**
>
> ▶①**ストレス回避**：休息
> ▶②**自分が意識する**：バランスのよい食事，規則正しい睡眠，適度な運動
> ▶③**周囲が意識する**：家族・職場・友人の理解と協力

2の矢！ 精神療法

　ここはさらっと触れておきましょう．カウンセリングとの違いは，保険内診療かどうかという点にあります．うつ病に有効な代表的な精神療法としては，認知行動療法，行動活性化療法，小精神療法の3つです．

　認知行動療法は多くの精神疾患に使われている精神療法の1つです．簡単にいうと「**考え方を変えよう**」というもの．有効性は高い一方で，効果発現まで時間がかかるのが難点です．

　より短時間で効果を出すには，行動活性化療法が有効です．認知行動療法が「考え方」に焦点をあてているのに対し，こちらは「**行動を変えよう**」というものです．快な行動を増やし，不快な行動を減らしていきます．

　さらに外来レベルで手短に行えるのが，小精神療法です．こちらは次の5つになります．

> **重要　小精神療法5つ**

- ①病識をもってもらう
- ②"休息"は治療であることを理解してもらう
- ③必ず治るが，経過は一進一退であること理解してもらう
- ④重大な決断をしないよう約束してもらう
- ⑤服薬の重要性を理解してもらう

中途半端に"考え方"や"行動"には触れません．ただこれだけ．これらの多くはどこかでみましたね？……そう，著者が生活指導に含めていたものです．内容をわざわざ覚え直す必要はありませんが，精神疾患のことがみえてきたような気がしませんか？

column

断眠療法（覚醒療法）

　日本ではあまりメジャーではないですが，面白い精神療法があるので紹介しておきます．うつ病の患者さんを観察してみると，夜間眠らなければ翌日改善している，という傾向がありました．そのため，断眠，つまり1日中起きていてもらうという，とんでもない荒業が考え出されたのです．

　実際に60％以上に効果を示しました．これはすごい！　と一瞬思われましたが，ずっと起きているなんて普通に考えて無理ですよね（笑）．寝てしまえばもとに戻りますし，むしろストレスの原因になってしまう可能性があります．そこで応用されたのが短眠です．全く眠らないのではなく少ししか眠らないようにして，超朝型リズムにしていきます．こちらはある程度効果があるうえに無理のない範囲で行えるので，実際に導入されていることもあります．

うつ病の経過

　さて，統合失調症では初期症状→陽性症状→陰性症状という経過をたどるのが一般的であり，そのスパンはまちまちでしたが，うつ病はどうでしょうか？　こういうところってなかなか非専門医にとって学習する機会がないと思うので，知らない人も多いと思います．

　まず，はじめに改善してくるのが焦燥感です．「なんとかしなきゃ」「こんな自分じゃダメだ」と思っていたところが少しずつ和らぐようです．次に落ち込みや不安が解消され，最後に意欲が立ち上がる，というのが典型的な経過です．概ね3〜6ヶ月くらいしてくると安定することが多いですが，この期間がとても大切です．

　外来でたまにしか会わないような場合だと，「よくなっている」と感じることが多いです．ですが，実際には波のある経過をたどっているのです．言い換えれば，月単位でみればよくなっているものの，日単位では一進一退ということ．そのため，悪くなったときに自殺企図を考え，少しよくなったときに自殺を遂行してしまうという危険があるのです．なので，うつ病の治療中は昨日との比較はNGといわれています．うつ病がactiveな患者さんに出会うこともあると思うので，長いスパン（月〜年単位）と短いスパン（日〜週単位）両方の視点をもっておくとよいと思います．

column

さまざまなうつ病

　"うつ病"と一言でいっても，色々なタイプがあります．これまで学んできたのは典型的な「大うつ病性障害」でした．以下のタイプたちとは似て非なるものなので，違いを感じていただければよいかと思います．

　「非定型うつ病」は，一時期メディアでも話題になった新型うつ病（造語）を含むものです．従来のうつ病とは異なり，気分反応性あり，過眠・過食傾向，疲労感が特に強い，夕方に増悪する，不安障害（特にパニック障害）を合併しやすいなどの特徴があり，10～20代の若年女性に好発します．気分反応性とは，楽しいことをするときには元気で，楽しくないことをするときには抑うつになるというものです．これがより「甘え」ととらえられてしまう原因のようです．

　また，自己愛が強く，他者の評価を異様なほど気にするため，他者からの批判を受けると，激しい衝動（暴言，暴力，リストカットなど）に及ぶということも特徴とされています．こうして人間関係にどんどんヒビが入っていき，日常生活に支障をきたしていきます．

　いわゆる"重症"レベルになることは少ないのですが，薬物療法への反応は悪いです．そのため，精神療法が治療の中心となっていきます．そういうこともあり，パーソナリティ障害（性格難による日常生活への障害）の一部なのでは？ ともいわれています．

　「仮面うつ病」は，身体症状がメインとなるものです．そのため，一般内科や救急外来に受診するケースが多いので，我々非専門医としては注目しておくべきです．検査をしても何もないため，放置されたままになってしまうケースも少なくないようです．症状は，疲労感，睡眠障害，食欲低下，頭痛，肩痛，胃痛，腰痛，下痢，便秘，動悸，めまい，月経不順などさまざま．いわゆる不定愁訴のときには，積極的にうつ病を鑑

別に挙げていくようにしましょう．

「心因性うつ病」は，精神症状がメインとなるものです．こちらは原因となったストレスが明確であることが多いのが特徴です．ただし，身体症状には乏しいため，周囲からの理解がなかなか得られず，受診が遅れるというケースが少なくありません．

「季節性うつ病（冬季うつ病）」は，毎年特定の季節（特に冬）に起きるもので，過眠・過食傾向で，女性に多いというのが特徴になります．最大の違いは，いわゆるうつ病の治療が効きにくいということ．そして，光照射療法という特異的な治療があることです．これは1～2時間くらい高照度の光を浴びてもらうだけなのですが，けっこう効果があります．そのため，日照時間の低下が原因とされており，概日リズムとの関連があるといわれています．

「薬剤性うつ病」は，非専門医にとって重要なところです．原因薬剤のうち有名どころとしては，ステロイド，抗癌剤の一部，IFNなどですね．稀ですが，よく使われているものとして降圧薬やH_2遮断薬も報告があります．原因薬剤の中止が治療になりますが，立ち上がりに数週～数ヶ月くらいかかるということは知っておきましょう．

5 双極性障害
うつ病よりも統合失調症に類似する疾患

うつ病とは異なる疾患と認識しましょう！

　国試に出題されるような典型的な症状，例えば自尊心の肥大，誇大妄想，睡眠欲求の減少，性欲の亢進，活動性の増加，易怒性，多弁などが揃っている例はそんなに多くありません．どちらかというと<u>軽いもの（軽躁）</u>が多いです．

　軽躁とはどういうものでしょうか？　本書で大事にしている視点でいうと<u>「日常生活に支障をきたすほどではない躁状態」</u>ということになります．もっと端的にいうと「機嫌がよい」くらいに感じるものさえも含まれることがあります．なので，正常範囲内なのか病的なものなかという見極めは，ときに専門医でさえも難しいときがあります．

　特にうつ病との見極めが難しいことがあり，「抑うつ」→「正常」→「抑うつ」→……と再発を繰り返す経過であった場合，そのなかには「抑うつ」→「軽躁」→「抑うつ」という，本当は双極性障害！　というのが混ざっていることがあるのです．そのため，<u>診断が途中で変わることがあるし，診断まで時間がかかりやすい</u>というのが双極性障害の特徴でもあります．なので，うつ病の既往があるといっても，それを鵜呑みにはせず，本当は双極性障害なのかもしれない，と考えておくことが非専門医にとっては重要になります．

　なぜ重要なのか．それは，双極性障害とうつ病は似て非なる疾患であり，<u>治療法が異なる</u>からです．

> **column**
>
> **双極性障害の抑うつの特徴**
>
> いわゆるうつ病とは少し異なり，どちらかというと非定型うつ病に近いような症状を呈します．具体的には，気分反応性あり，過眠・過食傾向など．それらに加えて，身体症状が少ない，妄想が強い，抗うつ薬が効きづらくなる，というのが挙げられます．ただし，典型的なうつ病パターンと類似することもあり，一概にそうとはいえないのが難しいところです．

Ⅰ型とⅡ型

成書や診断基準をみると，双極性障害はⅠ型とⅡ型に分けられています．端的にいうとⅠ型は躁状態，Ⅱ型は軽躁状態で分類されています．よく，「Ⅰ型は重くて，Ⅱ型は軽い」と思われがちですが，重症度で分けているわけではないことに注意しておきましょう．

Ⅱ型のほうが，発見が遅れやすく，衝動性が強いといわれています．そのため，自殺遂行率が高く，どちらかといえばⅡ型のほうが致死的な疾患ともいえるかもしれません．「Ⅰ型は非専門医でもわかるけど，Ⅱ型は専門医でもわかりづらい」という認識でいるくらいのほうがよいと思います．

ラピッドサイクラーを知らずして双極性障害は語れない

目の前の双極性障害の患者さんをざっくり分けると，

① 躁状態
② 定常状態
③ 抑うつ状態

のどこかに当てはまるはずです．

　これらの変動は，通常数ヶ月単位でローテーションすることが多いようです．

　このサイクルが異常に速いものをラピッドサイクラーといいます．基準として，年に 4 回以上病相の変化を繰り返すものとされています．ラピッドサイクラーになると，<u>疲弊しやすくなる</u>，<u>甲状腺機能低下症を合併しやすい</u>，<u>難治性になる</u>という問題が生じます．

　さて，このラピッドサイクラーはどうして生じるのでしょうか？ 誘発因子としては 2 ついわれています．1 つは家庭環境に問題がある．もう 1 つは我々非専門医にとって特に重要ですが，抗うつ薬の使用によってもたらされるということです．

　双極性障害は抑うつ状態が最も長いとされるので，抑うつに適切に介入すること自体は大切なのですが，適切でない抗うつ薬（特にノルアドレナリンを増やすようなもの）の使用は医原性疾患を作ってしまう可能性があるのです．このため，「うつっぽいから抗うつ薬」が禁忌とされています！双極性障害に対し，抗うつ薬を使うべきか否かは専門医の間でも意見が分かれており，個々のケースに応じるのが現状のようです（※ここも含めて薬の説明は後ほど！）．

双極性障害の原因は？

　直接的には，<u>身近な人の死</u>などのストレスや<u>遺伝</u>が原因であるといわれています．それでは，いつも通り肩の力を抜いて，ミクロな視点でみてみましょう．

　双極性障害でも，うつ病と同じく抑うつを生じることから「モノアミン仮説」が考えられていました．しかし，実際に調べてみると，セロトニン

の低下はあるものの，ノルアドレナリンやドパミンに関してはむしろ増加していることがわかりました．

　新たに考えられているのは，「イノシトール仮説」というものです．これは双極性障害の治療に使用する炭酸リチウムなどが，イノシトールをブロックする作用があることから出てきた説です．しかし，未だに作用機序は不明なことも多く，結局のところはわかっていないといえるでしょう．

6 不安障害
生涯有病率は5%と高い

不安障害の共通点を覚える

不安障害のなかには，社交不安障害，全般性不安障害（GAD），パニック障害，○○恐怖症（高所……閉所……）などが含まれます．これらは根底に「不安」があって生じていると考えられ，以下のような共通点があります．

> **重要** 不安障害に共通すること
> - ▶女性に多い
> - ▶ほかの不安障害やうつ病を合併しやすい
> - ▶依存症になりやすい
> - ▶再発しやすい

不安障害の治療は？

やはりここでも，①生活指導，②精神療法，③薬物療法の3本柱が活躍します．生活指導は？ ……ご名答．バランスのよい食事，規則正しい睡眠，適度な運動の3つが代表的ですね．

精神療法は特に再発予防に効果が高いとされ，認知行動療法や曝露療法が代表的です．前者はうつ病のところで学んだように，「考え方を変えよう！」というものです．色々な精神疾患に使われていますね．後者はあえて不安の原因に触れるというものです．内科的に例えるならアレルギーで行われることがある，減感作療法みたいなものです．想像に難くないと思

いますが，当然悪化するリスクを含んでいます．そのため，大切なことは**専門医監修のもとで行われるべき**ということです．

> **column**
>
> **不安障害を復習しよう！**
>
> 　詳しくは成書に譲りますが，軽く疾患概念を復習しておきましょう．社交不安障害は，**極度の緊張しい**であり，他者から注目される状況になると交感神経症状（動悸，発汗，ふるえなど）が生じ，それによって対人関係や社会恐怖による日常生活への支障を生じます．
>
> 　GADは，**あらゆることへ漠然と強い不安**を感じるもので，日常生活に支障をきたします（心配性は性格の1つであり，日常生活に支障をきたすまではいかない）．「1ヶ月以内のほとんどの時間で不安や緊張を感じて悩んだか？」と「頻繁に緊張やイライラを感じ，睡眠に問題があったか？」という2つの質問（GAD-2）をすることで，80〜90％程度の検出率があるといわれています．ほかの不安障害に比べると，薬物療法が効きづらいといわれています．
>
> 　パニック障害は，**誘因なく，突然の交感神経症状**（動悸，発汗，ふるえなど）や**過換気**をきたすもので，救急車でときどき来院されることがあります．非発作時には，「また発作が起きるんじゃないか？」という不安におそわれ，日常生活に支障をきたします．早期に介入できれば予後は悪くないのですが，（特に救急外来では）「発作が落ち着いたら帰れますよ〜」と放置されているケースを度々みかけます．重症化する前に専門医受診を促せる対応ができると，皆さんGOODですよ〜！

さて，そろそろお疲れでしょうか？

　第2章をさっと読んでいただいた方も，しっかり読み込んでいただいた方も，ここまできて最も感じたであろうことは，なんだかんだ専門医に

送るべきでは？ かと思います（笑）．抗菌薬みたいにある程度のことは自分でできなければならない，という状況とは少し違いますしね．また，ここまで復習がメインであったため，モチベーションが下がってきてしまった人も多いかもしれません．

　ですが，ちょっと待ってください．もう1度，p.3をみて欲しい．そのうえであらためて申し上げたいのは，精神疾患を放棄するということはほとんどの患者さんをきちんと診れていないことにつながるかもしれないということ．自分の守備範囲だけを守っていれば業務をこなすことはできます．下手に他分野に手を出すよりも，淡々と仕事をこなすほうがラクでしょう．しかし，それで本当によいのでしょうか？ 私個人の経験としては，精神疾患がよくわからないままになっていた頃に比べ，学んだ後のほうがぐっと成長を感じるようになりました．

　ここからいよいよ向精神薬に入っていきます．今まで学んできたのは，あくまでこれらを学ぶための基礎ですから．個人差が大きい，専門医によっても意見が異なるなど，いわば「使ってみなきゃわからない」という側面も大いに含んでいる分野ですが，非専門医にとって必要なことに絞っている天沢流に，もう少しだけお付き合いください．

天沢先生のミニテスト ①

問1 中枢神経系に作用する薬物の総称を何というか？

答 向精神薬

問2 精神疾患を診断するうえで常に必要な視点は？

答 日常生活/対人関係に支障をきたすかどうか

問3 統合失調症における陰性症状の代表例は？

答 感情鈍麻，意欲低下，思考途絶，認知機能低下

問4 統合失調症にほぼ必須な治療方法は？

答 薬物療法

問5 うつ病でみられる主な症状は？

答 抑うつ，生理的意欲低下（睡眠障害や食欲低下），痛みの閾値の低下，思考制止，微小妄想，希死念慮

問6 うつ病でかかわるモノアミンを3つ答えよ．

答 ドパミン，セロトニン，ノルアドレナリン

問7 抗うつ薬の効果が出るまでの期間は？

答 おおよそ2週間前後

問8 双極性障害に起きうるラピッドサイクラーとは？

答 年に4回以上病相の変化をきたすもの

問9 不安障害に共通することを4つ答えよ．

答 女性に多い，ほかの不安障害やうつ病を合併しやすい，依存症になりやすい，再発しやすい

問10 精神疾患に対する3つの治療柱は？

答 生活指導，精神療法，薬物療法

Amasawa's advice

問1：精神科特有の言語をまずは会得しよう！
問2：国試本でも口を酸っぱくして言いましたね（笑）！
問3：非専門医が診る状況はむしろ陰性症状のほうが多い．
問4：社会復帰は理想だけど，実際にはなかなか難しい……．
問5：生涯有病率が高い疾患はしっかり学んでおくべし．
問6：抗うつ薬の理解に必要な知識．
問7：副作用が先にくるので，説明しておかないと中断しちゃう．
問8：それによってどういう問題が起きますか？（→p.37）
問9：生涯有病率5％であり，common diseasesの1つです．
問10：薬物療法以外の選択肢にも目を向けよう！

第 3 章

抗精神病薬

1 抗精神病薬（総論）
思っているほど種類は多くない

向精神薬をまとめてみた

　いよいよですね！　まずは向精神薬のなかでも，統合失調症に必要不可欠な抗精神病薬について学んでいきます．おっとその前に……向精神薬の全貌をざっとまとめておきましょう．

> **重要 👆 向精神薬まとめ**
>
> ▶①**興奮を抑える薬**：抗精神病薬
> ▶②**気分をよくする薬**：抗うつ薬
> ▶③**気分を安定させる薬**：気分安定薬（抗躁薬など）
> ▶④**不安をとる薬**：抗不安薬
> ▶⑤**眠りをよくする薬**：睡眠薬

　ざっと5つに大別しました．この順番に沿って，本書では各論をマスターしていきたいと思います．

あくまで対症療法であることを忘れない

　皆さんは精神科の薬ってどういうイメージでしょうか？　非専門医からすると，よいイメージをもつ人は少ないと思います．できるなら飲まないに越したことはないと思う人もいるでしょう．しかし，統合失調症に対する抗精神病薬はほぼ必須といっても過言ではありません．抗精神病薬なしでのコントロールは非常に難しく，それ抜きでは生活指導や精神療法も本来の効果を出せません．

一見，安定しているようにみえても，安易に薬なしにすると70％以上で再発するともいわれており，ガイドラインでも安定してから少なくとも1年以上は服薬の継続が推奨されています．再発を繰り返すと予後が悪くなることが知られているため，基本的には抗精神病薬は飲み続けるものになります．少なくとも，非専門医が勝手に減量・中断するのはNGと覚えておきましょう．

　しかし，ミクロな視点で学んだように，ドパミン過剰による症状は陽性症状がメインの話であり，あくまで対症療法にすぎないのです．そこのところは忘れないでおいてください．また，抗精神病薬は「興奮を抑える」役割があるので，統合失調症以外にも使える場面があります．

> **重要** 抗精神病薬の適応

- ①統合失調症
- ②せん妄
- ③衝動性・妄想が強い：うつ病，双極性障害，不安障害，認知症など

　②のせん妄については，皆さん馴染みも深いでしょう．こちらについては，後ほど話します．本書の目標の1つである「内服薬から既往歴を推察する」ときに，③を知らないと「抗精神病薬→統合失調症」と誤ったアセスメントにつながってしまう可能性があるので，ここは注意しておきましょう．

大まかな分類

　まず，定型抗精神病薬と非定型抗精神病薬の2つに大きく分けられます．前者は少し古い抗精神病薬で，セレネース®やコントミン®など．後者は比較的新しい抗精神病薬で，リスパダール®，セロクエル®，ジプレキサ®，エビリファイ®など．臨床をやっていれば1度はどこかで見たこ

とのある薬ばかりだと思います．

イメージとしては，定型抗精神病薬は効果が強いけど副作用も強い，非定型抗精神病薬は効果がマイルドだけど副作用が少なく使いやすい，という感じです．また，非定型抗精神病薬については，陰性症状にも多少効果があることが知られています．そのため，まずは非定型抗精神病薬を使うというのが現在主流の考え方です．非定型抗精神病薬ではどうしてもダメなときに定型抗精神病薬の出番！　といった感じですね～．

小さな分類

非定型抗精神病薬は，さらにSDA，MARTA，DSSの3つに分けられます．詳しくは各論で学ぶので，まずは全体像をながめる程度でOKです．

表3-1　非定型抗精神病薬まとめ

	メリット	デメリット	商品名
SDA	幻覚・妄想によく効く 体重増加・眠気が少ない 剤形が豊富	錐体外路症状や高PRL血症がやや多い 鎮静効果は弱い	リスパダール® インヴェガ® ルーラン® ロナセン®
MARTA	鎮静効果が強い 錐体外路症状や高PRL血症は最も少ない	糖尿病には禁忌 体重増加や眠気の副作用が強い	セロクエル® ジプレキサ®
DSS	副作用が少ない 剤形が豊富	アカシジアがやや多い 鎮静効果は弱い	エビリファイ® レキサルティ®

ざっくりいえば，SDAは効果がやや強いけど副作用もやや多い，DSSは効果が強くないけど副作用も少ない，MARTAはその中間くらい，という感じで覚えておくとよいかと思います．

抗精神病薬の副作用

　抗精神病薬はそもそもドパミン遮断がベースとなっているため，錐体外路症状や高プロラクチン（PRL）血症を生じうることは納得でしょう．錐体外路症状としては，例えば，**パーキンソニズム**（振戦，筋強剛など），**アカシジア**（手足のムズムズ），**ジストニア**（持続的な筋肉収縮による奇妙な姿勢），**ジスキネジア**（口や手足が勝手に動く）などが挙げられます．高 PRL 血症としては，性機能障害，月経不順，女性化乳房，骨粗鬆症あたりが有名ですね．

　非定型抗精神病薬の場合，セロトニン，ヒスタミン，ムスカリン，アドレナリンなど複数の受容体をブロックするため，さまざまな副作用が出現します．例えば，ヒスタミン受容体（H_1 受容体）なら，眠気，ふらつき，体重増加．ムスカリン受容体（M 受容体）なら，口渇，便秘．アドレナリン受容体（α_1 受容体）なら，起立性低血圧，性機能障害といった具合です．

　しかし，先ほど述べたような錐体外路症状や高 PRL 血症については，定型抗精神病薬と比べてかなり少ないです．また，不整脈（特に QT 延長）や悪性症候群など致死的な副作用についても，非定型抗精神病薬では圧倒的に出現リスクが低いことが知られています．

　どうしても耐えられない副作用が出てしまったときには，他剤への変更もしくは投与量の調整を行います．もしくは，対症療法で乗り切るか．例えば，低血圧ならメトリジン®などの α_1 刺激薬，便秘なら下剤といった具合です．内服薬から推定するうえで，副作用への対処薬があるかもしれないという視点は常に欠かせません．最初は少し難しいかもしれませんが，慣れてくれば，ただの polypharmacy なのか，きちんと意図のある処方なのかということがわかるようになってきます．

column

抗精神病薬と併用する薬

　本項で挙げたのはほんの一例です．ほかにも紹介しておきましょう．わかりやすいところとしては睡眠薬ですね．抗精神病薬そのものにも鎮静作用（催眠作用）がありますが，併用することはあります．陰性症状に対して抗うつ薬が使われることもあります．個々のケースでは効力を発揮することがときどきあるためです．あまり知られていないところとしては，抗コリン薬があります．これはなんのためでしょうか？……実は，錐体外路症状の軽減に役立つといわれています．ただし，抗コリン作用によって思わぬ副作用を生じることもあり，いわば諸刃の剣とされています．錐体外路症状でどうしても困っているときに使用を検討してもよいくらいに留めておくべきであり，予防的に抗コリン薬を処方するのはNGとされています．もし，抗コリン薬のセット処方をみかけたら，不必要に使われていないか，皆さんもダブルチェックしてあげてください．意外と漫然と出されているケース……みかけます．

2 SDA

非定型抗精神病薬では強めのグループ

Serotonin Dopamine Antagonist（SDA）

SDA に属する薬剤としては，以下の 4 つが代表的です．名前からわかるようにドパミン・セロトニン拮抗が主な薬理作用です．

- リスパダール®（リスペリドン）
- インヴェガ®（パリペリドン）
- ルーラン®（ペロスピロン）
- ロナセン®（ブロナンセリン）

全体に共通する特徴としては，**幻覚・妄想などの陽性症状によく効く**ということです．しかし，これはドパミン遮断に傾いているということでもあるので，ほかの非定型抗精神病薬と比較すると錐体外路症状や高 PRL 血症の副作用が多め，というのも納得でしょう．逆に考えると，**ほかの作用機序に関する眠気（鎮静作用）や体重増加については少ない**，とも導き出せますね．

リスパダール®

おそらく，処方されている抗精神病薬 No.1 であろうかと思います．統合失調症に対して……だけでなく，「せん妄」に対しても使われるからです．「飲み会にはとりあえずビール」ならぬ「せん妄にはとりあえずリスパダール®」の研修医の先生もいるんじゃないですか？（笑）．自分が研修医だった頃，看護師さんから，

「先生，リスパダール®じゃ効かないよ〜」

と度々言われたことがありました．たしかに患者さんをみて効きが悪いと感じることはあったものの，その当時は理由がわかりませんでした（汗）．そのため，このケースには効くだろう，このケースには効かないだろう，というのは使ってみないと全くわからないという闇雲状態でした（恥ずかしながら……）．

そんな著者の苦い思い出のあるリスパダール®について．半減期は約3時間と短めですが，代謝産物にも弱い活性があるため，実際には1日2回でも効果が持続します．

大きな特徴としては，剤形の種類が豊富であること．錠剤以外に散剤，内用液，OD錠あたりがあるので，患者さん個人個人に応じた選択肢があるのはデカイです．働き始めるまではなかなか意識していなかった研修医の先生も多いと思いますが，投与経路を考えることはかなり大切ですよね．

また，リスパダール コンスタ®という筋注用もあります．これは，2週間効果が持続するという持効性注射剤（LAI，デポ剤）です．

point
リスパダール®→さまざまな剤形のあるSDA

インヴェガ®

こちらは，リスパダール®の主要代謝物のみを抽出したもので，余計な部位に働きにくいため，副作用が少なくなったという優れものです．また，半減期が約20時間と長く，1日1回投与でOKなのも魅力ですね．

「じゃーリスパダール®の時代は終わりやな」

と思ったかもしれませんが，残念ながら現実的な問題があるんですよ．それはmoney（お金）です．抽出するという手間がかかっている分，**高価**なんですよね．繰り返しになりますが，抗精神病薬は基本的にずっと内服するお薬なので，患者さんにも医療全体にとっても，シビアな問題なのです．また，徐放剤（≒ゆっくり溶ける）のため，**即効性**にはやや欠ける（≒頓用にはあまり向いていない）という違いもあります．

ちなみに，これにも持効性注射剤（LAI）があり，ゼプリオン®といいます．こちらはさらに長く，4週間効果が持続するとされています．

point

インヴェガ®→いいとこどりだけど高価なSDA

ルーラン®

ルーラン®の大きな特徴は，半減期が約2時間と短い点にあります．1日3回投与が必要であり，一見使いづらい印象を抱いたかと思います．

ですが，抗精神病薬は副作用との兼ね合いがとても大切なところ．半減期が短いということは，蓄積作用が少ないということなので，副作用の軽減につながるのです．

しかし，ほかのSDAと比べると力不足感は否めません．そのため，軽症の場合にはよい適応である，と覚えておくとよいかと思います．

ルーラン®→弱めのSDA

ロナセン®

　SDAは，非定型抗精神病薬のなかでもドパミン遮断に傾いているといいましたが，そのなかでもより傾いているのが，このロナセン®です．そのため，ドパミン遮断が強いということをわかりやすく示すために，「DSA」と区別されることもあります．

　半減期は約12時間であり，1日2回投与になることが多いです．錐体外路症状や高PRL血症はやや増えてしまうものの，効果を実感しやすいというメリットがあります．また，認知機能にも多少の改善をもたらすともいわれています．

ロナセン®→強めのSDA（DSA）

3 MARTAとDSS
非定型抗精神病薬では中間〜弱めのグループ

Multi-Acting Receptor Targeted Antipsychotics(MARTA)

　MARTAに属する薬剤としては，以下の2つが代表的です．MARTAは，ドパミン，セロトニン，ヒスタミン，ムスカリン，アドレナリンなど，複数の受容体をゆるーくブロックするお薬になります．

・セロクエル®（クエチアピン）
・ジプレキサ®（オランザピン）

　比較的マイルドな作用のため，統合失調症の陽性症状である幻覚・妄想にはあまり効きませんが，錐体外路症状や高PRL血症は最も少ないとされています．

　また，鎮静作用（催眠作用）が強いのも特徴です．抗ヒスタミン作用がより加わるから！　と記憶しておくと，忘れにくいかと思います．
　著者の先ほどの例ですが，「リスパダール®じゃ効かないよ〜」という看護師さんの言葉は，「今必要なのは鎮静効果なんだから，セロクエル®検討してよ」ということだったのです．それを知ったのは，研修が終わった後のこと……(T_T).

　上記の作用は逆にいうと過鎮静（眠気）のリスクがあるということにもなりますね．また，複数の受容体に作用するため，体重増加などのメタボに傾きやすく，糖尿病には禁忌とされています．

セロクエル®

セロクエル®は，半減期が約3時間であり，1日2〜3回投与が必要とされています．そのため，次に説明するジプレキサ®のほうが使い勝手がよく，統合失調症のコントロールに使われることはそこまで多くありません．

我々としては，セロクエル®はせん妄に！ をメインにしておけば十分だと思います．ちなみに，リスパダール®の次くらいによく処方されているそうですよ．

point セロクエル®→せん妄に使うことの多いMARTA

ジプレキサ®

こちらは，セロクエル®の約10倍にあたる約20〜40時間の半減期をもちます．当然，1日1回でOK．ただし，セロクエル®よりも少し強く，**副作用も多め**になります．ですが，人気の抗精神病薬です．

また，ジプレキサザイディス®というOD錠がある点も，特筆すべきポイントです．

point ジプレキサ®→統合失調症に使うことの多いMARTA

> **column**
>
> **クロザリル®（クロザピン）**
>
> 　実はMARTAにはもう1つあり，それはクロザリル®（クロザピン）というお薬です．難治性の統合失調症に適応があります．ただし，無顆粒球症など重篤な副作用が報告されているため，専門医のもと＆入院中のみ使用が許可されているものです．なので，皆さんにとっては知識としてもっておくくらいでよいと思います．

Dopamine System Stabilizer（DSS）

　DSSに属する薬剤としては，以下が代表的です．ドパミン分泌量をうまい具合に調整するというお薬であり，症状に変動がみられやすいような場合にもよい適応です．また，副作用がかなり少ないという特徴もあります（ただし，アカシジアだけは多い）．人気の抗精神病薬です．

- エビリファイ®（アリピプラゾール）
- レキサルティ®（ブレクスピプラゾール）

エビリファイ®

　半減期が約60時間と長く，イメージとしてはゆっくり効かせるという感じですね．2〜3日に1回投与が理想なのですが，なかなかそうなっていないことも少なくありません．というのもほかの薬でもそうですが，隔日投与はアドヒアランスが極端に悪くなるのです．そのため，飲まないよりはよいかな？　ということで，1日1回投与になってしまっている患者さんもいるようです．

　また，もう1つ大きな特徴なのが，剤形が豊富であるということ．

錠剤以外に，散剤，液剤，OD錠があります．いかに飲みやすいか，という factor も精神科領域では大切です．また，持効性注射剤（LAI）もあり，こちらは1回で4週間効果が持続します．

エビリファイ®→ドパミンをうまくコントロールする！

4 定型抗精神病薬

非専門医はどう活かすべきか

定型抗精神病薬の使いどころ

　かなりコントロール不良でない限り，統合失調症にはあまり使われません．先に述べたように，不整脈（特にQT延長）や悪性症候群など<u>致死的な副作用</u>へとつながる可能性がありますからね．

　また，<u>陰性症状にはほとんど効果がない，それどころか悪化させてしまう危険性がある</u>ため，陽性症状が強くて非定型抗精神病薬ではどうしようもないときに処方を検討するのみです．

　代表的な薬剤としては，<u>セレネース®</u>（ハロペリドール）と<u>コントミン®</u>（クロルプロマジン）の2つ．前者はドパミン遮断のみですが，後者はさまざまな受容体をブロックします．そのため，コントミン®はドパミン遮断による副作用（錐体外路症状や高PRL血症）は少なめですが，さまざまな副作用を生じるのが特徴．鎮静作用（催眠作用）も非常に強く，コントミン®はいうなれば，<u>MARTAの強力版</u>というところですかね．

　ただし，これらは<u>筋注や静注がある</u>ため，<u>せん妄で経口摂取不可</u>の場合には使用を検討してもOK．セレネース®は幻覚・妄想が強いときに，コントミン®は強い鎮静作用を求めるときに使用します．このあたりは今までの話を総合すれば，納得でしょう．ちなみに，前者には<u>ハロマンス®/ネオペリドール®</u>という持効性注射剤（LAI）もあります．1回で<u>4週間</u>効果が持続するため，飲み忘れを防ぐとか外来通院の治療も可能になるとかメリットもあるのですが，副作用が生じたときに対応が難しくなるので，使われる場面は限られます．

point 定型抗精神病薬→imやivがあるのが魅力

使い分けはどうするのか？

　もはや本書のレベルを超えているのですが，少しだけ専門医の世界も覗いてみましょう．これがいつも正しいというわけでないですし，あくまでもイメージ作りとして，理解を助けるものとして使用してください．

　まず最初に検討すべきは，非定型抗精神病薬（かつ単剤）．定型抗精神病薬は内服が困難など，よほど強い陽性症状でない限りは1st choiceにはなりにくいですね．

　次に，SDA，MARTA，DSSどれから選びましょうか．もし，目の前の患者さんが，ある程度症状が落ち着いている＆陰性症状よりも陽性症状がメインのとき（つまり，ドパミン遮断に重きを置きたいとき）であれば，DSS（エビリファイ®，レキサルティ®）を選択するとよいでしょう．

　残りは，SDAかMARTAですね．ここでは，鎮静作用の必要性の有無が重要なポイントとなってきます．必要ならMARTA（特にジプレキサ®），そうでないならSDA（特にリスパダール®）という感じです．

　後者に関しては，もし，リスパダール®よりも副作用を少なくしたければインヴェガ®でよいですし，効果を強くしたければロナセン®，弱くしたければルーラン®がよいかと思います．

　何度もいいますが，これが正しいアルゴリズム！　というわけではなく，あくまでも一例に過ぎません．剤形，副作用，相互作用，アドヒアランス，値段……さまざまな要素を統合して選択をする必要があるのです．

　それに，患者さん1人ひとりの背景・状況によっても選択が変わります．ただ，これは抗精神病薬に特別なことではなく，どんな薬にも共通することですよね．例えば，抗菌薬の選択において，いくら薬理的に正しか

ろうと，耐性菌を考慮しなければ全く意味はないでしょう？

結局のところ

　とにかく，ここまでお疲れ様でした．学習する前は，なんだかたくさんあるように思えた抗精神病薬も，スッキリまとまったんじゃないでしょうか．最後に，大事なことをまとめて，本章を終わりにしたいと思います．

　非専門医にとって，リスパダール®やセロクエル®については「せん妄」でお馴染みですよね．なので，これらの特徴と違いは絶対におさえておく．

　統合失調症のコントロールについては，最近主流であるジプレキサ®とエビリファイ®はおさえておきたい．自分で新規に処方することはないにせよ，内服中の患者さんに出会うことは今後も大いにあると思います．そんなときに，ルーラン®だけ・エビリファイ®だけなら，コントロールがよいのかもな！　と想像できますし，逆に，定型抗精神病薬とか複数の抗精神病薬を内服しているのならば，何か事情があるのか？　コントロールは大丈夫か？　入院後に精神科の先生に一言相談しておくか？　……など，大まかでも予想が立てられるのは強みになると思います．

　もちろん，必ずしも理論的な処方になっているとは限りませんし，どういういきさつで現在の内服薬に至っているのかは想像の域を出ません．ですが，「統合失調症の薬だね」で終わらせるよりかは100倍マシだと思うのです．

　できれば，かかりつけ医から診療情報を取り寄せるとよいでしょう．患者さんのためでもありますが，答え合わせができるので，予想通り（￣ー￣）☆という密かな楽しみをもつこともできます（笑）．患者さんから学ぶという謙虚な姿勢を忘れない意味でも，本当にオススメしたいところです！

細かな使い分けなどをいい出すと，キリがないですし，専門医のなかでもまだまだ議論が尽きていない分野なので，さらなる叡智へ近づきたい人は成書でも漁ってみるとよいでしょう．私にお手伝いできるのはここまで（笑）！

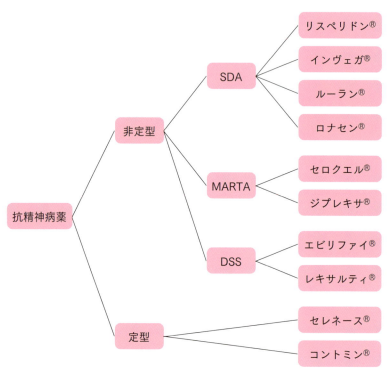

図3-1　抗精神病薬まとめ

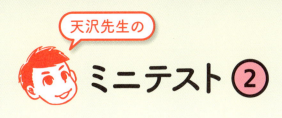

天沢先生のミニテスト ②

問1 抗精神病薬の主な作用は？

　　答 興奮を抑える（ドパミン抑制）

問2 非定型抗精神病薬を3つに分類せよ．

　　答 SDA，MARTA，DSS

問3 非定型抗精神病薬のうち糖尿病に禁忌なのは？

　　答 MARTA（セロクエル®，ジプレキサ®）

問4 非定型抗精神病薬のうち睡眠薬としても使えそうなのは？

　　答 MARTA（セロクエル®，ジプレキサ®）

問5 非定型抗精神病薬のうち幻覚・妄想によく効くのは？

　　答 SDA（リスパダール®，インヴェガ®，ルーラン®，ロナセン®）

問6 SDAのなかで最もマイルドな抗精神病薬は？

　　答 ルーラン®

問7 DSAといわれる抗精神病薬は？

　　答 ロナセン®

問8 ドパミン分泌量をうまく調整する抗精神病薬は？

答 DSS（エビリファイ®，レキサルティ®）

問9 非専門医における定型抗精神病薬を検討すべき状況は？

答 経口摂取ができないとき

問10 抗精神病薬における致死的な副作用を2つ答えよ．

答 不整脈，悪性症候群

Amasawa's advice

問1：まずはこのイメージを掴もう！
問2：大きく括ってから，細かく分けていくと知識の整理に◎．
問3：有名な知識なのでここは常にcheckしよう．
問4：鎮静作用はメリットにもデメリットにもなりうる．
問5：ドパミン遮断を強くするほど陽性症状にはよく効く．
問6：同じグループでもどう違うのか，が使い分けにつながる．
問7：SDA？ DSA？ DSS？ ←間違えやすいのでここでおさらい！
問8：副作用も少なく，とても人気．
問9：経口薬はdon't touch！
問10：im/ivで使ったら，この2つはしっかりモニタリング．

第 **4** 章

抗うつ薬

1 抗うつ薬（総論）
非専門医が知っておきたいことを中心に

今の時代には避けて通れない

　どちらかというと，抗精神病薬よりもこちらのほうが皆さんにとっては必要性が高いかもしれません．うつ病は common disease なので，抗うつ薬を内服している方をよく診るというだけでなく，ときに睡眠薬もしくは鎮痛補助薬としても使用する機会があるからです．

　そんな抗うつ薬ですが，まずは大事なポイントをおさえておきましょう．ちょっと多いですが，どれも外してはならないところです．

> **重要　抗うつ薬の掟**
> - ①効果発現まで時間がかかる
> - ②1/3 の法則
> - ③あくまで対症療法
> - ④急な中断は NG
> - ⑤多彩な副作用

　解説していきます．まず1つ目．抗うつ薬のことをあまりよくわかっていない人が使うと，「抗うつ薬を使ったのによくならないな〜．よし，増量するか」と短期間での調整を行ってしまう場合があります．そして，増量したタイミングでよくなってくるので，「よしよし，うまくいった」と間違った成功体験を生む可能性があります．

　抗うつ薬を導入し，モノアミンが増えてくるまでは少しタイムラグがあ

ります．おおよそ 2 週間程度 といわれています．人によっては 4 週間かかることもあるので，抗うつ作用は即効性に乏しい ということは知っておきましょう．

2 つ目．抗うつ薬を導入すれば，必ずしもよくなるというわけではありません．大体の目安として，1/3 改善，1/3 部分的に改善，1/3 改善なし というようになります．また，注意すべきは改善したから OK とは一概にいえないことです．忘れてはいけませんが，うつ病は死ぬ病気です．

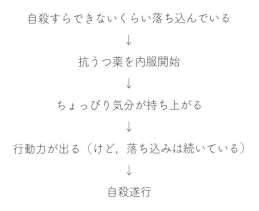

自殺すらできないくらい落ち込んでいる
↓
抗うつ薬を内服開始
↓
ちょっぴり気分が持ち上がる
↓
行動力が出る（けど，落ち込みは続いている）
↓
自殺遂行

というストーリーはよくある話なのです．回復期にこそ，自殺遂行が多い ということは，見逃せない事実です．逆にいうと，ここが精神科的な emergency といえます．抗うつ薬導入時に自殺企図がみられた場合，より慎重な対応が必要であり，ときには入院を辞さないことです．

3 つ目．皆さんはすでに学んでいるので大丈夫かと思いますが，「抑うつ？　とりあえず抗うつ薬だけ飲んどきゃ OK っしょ」というのは大きな間違いです．「発熱？　とりあえず抗菌薬飲んどきゃ OK っしょ」と同じくらいイケてません……．

本当の意味での治療は，3 つの矢を組み合わせたもの，つまり生活指導

や精神療法と三位一体になって行われるべきなのです．ただし，これらは症状が重いときにはなかなか効果を上げられないのも事実です．皆さんも，トラブルに巻き込まれて疲弊したときや何かでショックを受けたときには，人の意見を素直に聞けないとか，生活リズムが狂ってしまうとか，そういう経験があるでしょう？　そのため，まずは抗うつ薬から始めることも多いのですが，やはり根治を目指すためには，本人が立ち上がるのが1番であり，それをサポートすることが最も大切なのです．抗うつ薬はそれまでのつなぎのような役割であることを忘れないようにしましょう．

　4つ目．抗うつ薬を急に中断すると，翌日～翌々日くらいに退薬症状が出る可能性があります．具体的な症状としては，発汗，嘔気，めまい，しびれなど．特に選択性の高いSSRIでの頻度が多く，別名，SSRI離脱症候群とも呼ばれてもいます．

　抗うつ薬はだいたい半年～1年くらいを目途に飲み続けますが，徐々に減量していくのが望ましいということはおさえておきましょう．著者の恥ずかしい体験談を次ページのコラムに載せておきますね．

　最後の5つ目．副作用が多彩であるということは，非専門医にはあまり認識されていませんが，とても重要なことです．我々が処方自体をする機会はそう多くないにしても，内服している患者さんはごまんといるわけです．退薬症状もそうですが，知らなければ対応できないことも少なくありません．

　抗うつ薬で代表的な副作用は次の通りです．消化器症状，不眠，口渇，尿閉，便秘，眠気，体重増加，頭痛，動悸，血圧上昇，ふらつき，浮動性めまい．こちらがめまいを起こしそうなくらいたくさんありますね(^^;)．ですが，安心してください！　私なりに覚えやすいまとめを作ってみました．薬の各論を学んでから話そうと思うので，ここでは「身近な副作用がいっぱいあるんだな～」くらいに思ってくれればOKです！

ここで1つ覚えておいて欲しいのは次の点です．思い出して欲しいのですが，抗うつ薬が効くまでは2週間程度のタイムラグがありました．しかし，副作用に関してはすぐにでも発症しうるのです．これが何を意味しているかというと，効果を実感する前に副作用が出てしまう場合が多いということです．「やっぱり薬は怖い！」と患者さんが思ってしまい，リタイアにつながってしまうケースも少なくありません．

　そのため，<u>副作用の少ない抗うつ薬から開始する</u>，<u>対症療法を行う</u>，<u>それでもダメなら他剤への変更を検討する</u>，などの対応が必要です．

point　抗うつ薬→どんなときにも5つの掟を確認する！

column

知らないことは罪にもなる

患者情報：28歳女性

主訴：めまい，嘔気

現病歴：朝起きたら，強いめまいと嘔気が起きたので受診

既往歴：うつ病に対し半年前から治療中

内服薬：SSRI（抗うつ薬）

　当時，研修医だった著者は，問診票に記載された内容をみても，全くピンときませんでした．バイタルを測定してもらうと，意識清明，BT 38.8℃，BP 152/88 mmHg，PR 120/min・整，RR 18/min，SpO$_2$ 99％（r.a.）．

　なんで発熱が主訴じゃないんだろう？　と疑問に思いながら，診察を

開始．よくよく話を聞いてみると，3日前から発熱と咽頭痛があった．近医を受診したところ「ばい菌による風邪だろう」といわれ，解熱鎮痛薬（ロキソニン®）と抗菌薬（AMPC）が処方された．しかし，翌朝になると皮疹が全身に出現したため，再び同院を受診したところ，「薬疹かもしれないから，いつも飲んでいる薬を含めてすべてやめるように」と指示を受けた，というエピソードでした．

この時点で，「まさか！」……と思えたらカッコよかったんですが，そんなにデキレジではありませんでした（笑）．「伝染性単核球症にAMPC出したからじゃないの〜？」くらいしか考えておらず，それに準じた診察・検査を行うのみでした．プリンペラン®などの対症療法ではよくならず，上級医にヘルプ．「まさか！」……とデキ上級医はすぐに思い，抗うつ薬を再開し，入院の方針となりました．結局，伝染性単核球症およびSSRI離脱症候群の診断．

なんとなく納得するストーリーが描けたため，そこで満足してしまい，痛い思いをしかけた一例です．そもそも主訴の原因を考えないのはダメダメですね．伝染性単核球症で強いめまいや嘔気は説明できません．国試の必修落ちするやんけ……．失敗談を話すのは勇気がいります．その分，皆さんの糧になったでしょうか？

大まかな分類

さて，抗うつ薬のポイントをおさえたところで，いよいよ薬そのものについて学んでいきたいと思います．抗うつ薬は，SSRI，SNRI，NaSSA，三環系抗うつ薬，四環系抗うつ薬の5つに大別できます．各論については次項で学ぶとして，まずは大雑把な比較からみていきましょう．開発された順に並べると，次の通りです．

> 重要 抗うつ薬の歴史

- ▶第1世代：三環系抗うつ薬
- ▶第2世代：四環系抗うつ薬
- ▶第3世代：SSRI
- ▶第4世代：SNRI
- ▶第5世代：NaSSA

　世代が進むほど新しくなりますが，新しいほどよいというわけではありません．次に，個人レベルの差は抜きにして，効果が強い順に並べてみましょう．こんな感じです．

> 重要 抗うつ薬の主作用（強い）ランキング

- ▶第1位　三環系抗うつ薬
- ▶第2位　NaSSA
- ▶第3位　SSRI, SNRI
- ▶第5位　四環系抗うつ薬

　覚えておきたいのは，第1世代である**三環系抗うつ薬が最も強い**ということ．ただし，効果が強いということは……そう．ご推察の通り，副作用も多くなるのです．そこをなんとかしようと開発されたのが四環系抗うつ薬．しかし，効果が弱くなりすぎてしまった……．さらなる改良を重ねて，主作用と副作用のバランスをうまく保つことに成功しました．それがSSRIです．そこから派生させたSNRIやNaSSAが順に加わった，という感じで覚えておくとイメージしやすいと思います．

　副作用についても順位をつけてみましょう．

> **重要** 抗うつ薬の副作用（多い）ランキング
>
> ▶第1位　三環系抗うつ薬
> ▶第2位　四環系抗うつ薬，NaSSA
> ▶第4位　SSRI
> ▶第5位　SNRI

　やはり，三環系抗うつ薬が第1位でした．こうみてみると，四環系抗うつ薬は効果が弱いわりに副作用が多いですね……．

　SSRIを軸に考えてみると，次に開発されたSNRIは効果を保ちつつ，副作用を少なくすることに成功したことがわかると思います．逆に，NaSSAはSSRIより効果を強くできたけど，副作用も多くなったことがわかりますね．

　これだけみると，「SNRIの時代やん！」と思ったかもしれませんが，そう一筋縄ではいきません（笑）．現在のところ，1st choice は SSRI です．そのため，本書では，SSRIから学んでいきたいと思います．いや〜新しいことを学ぶ瞬間って，とてもワクワクしますよね！

column

薬を使わない状況

　さて，これから抗うつ薬を学ぶぞ〜！　と意気揚々になっているところ，申し訳ありませんが（笑），やはり不必要な投与がされていないか？という視点は非専門医にとっても，とても重要な部分になってくるので，先に知っておいてもらおうと思います．
　「発熱にとりあえず抗菌薬！」がNGであることを注意するならば，「抑うつにとりあえず抗うつ薬！」はNGであるということも，しっかり胸を張っていえるようになって欲しいと思います．

- **正常内の心因反応**

  当たり前といえば当たり前ですが（笑）．どんな人でも落ち込む瞬間は必ずあります．本当にうつ病に発展してしまうこともないとはいえませんが，だからといって落ち込む度に抗うつ薬を投与するなんて全くナンセンスですよね．そもそも即効性に欠けるし，副作用が出てくる可能性が……なんて，わざわざ説明する必要もありませんね．一応の目安として，2週間以上落ち込みが続くときに専門医受診を recommend するとよいでしょう．

- **軽症うつ病/非定型うつ病**

  第2章（→p.28）でもすでにお話をしましたが，これらに対しては下手に抗うつ薬を使うよりも，生活指導や精神療法の治療が有効です．状況によっては抗うつ薬を使用することもありますが，そういうのは例外です．

- **ほかの精神疾患の可能性が疑われる**

  こちらも前述していますが，双極性障害や統合失調症の陰性症状との判別は，ときに専門医でも難しいことがあります．抗菌薬でもなんでもそうですが，薬剤を投与して効果があまりみられないときには，そもそも診断が間違っていないか？　と振り返ることは，非常に重要といえます．

- **2次性のうつ病**

  忘れてしまった人は，p.25を参照ください．うつ病は内科疾患などからも生じうるのです．抗うつ薬を使う場合もなくはないですが，なによりも優先されるのは，原因の除去です．

- **医者の言い訳**

  風邪に対して抗菌薬を出す人の心理は，「あとで重症化されてはたまらん」「薬を出したほうが，患者が喜ぶ」という短絡的思考であることがほとんどです．たしかに，典型的なウイルス性の風邪！　と思っても，細菌性であった……ということは稀にあります．ですが，その稀なもの

を責められないために，不必要な薬を出すのはどうなのでしょうか？むしろ患者さんにとっては，出すことによるデメリットのほうがはるかに大きいと思います．

　何かが生じたときに，それが薬の副作用であるとか相互作用であるとか，そういうことを証明するのはなかなか難しい．そのため，その数がどれくらいであるかという正確なところはわかりません．が，思っている以上に多いのは間違いないでしょう．

　また，釈迦に説法かもしれませんが，本当に重症になってしまう人に関しては逆に状況を悪くしてしまうことでしょう．中途半端な治療が入ることで，非典型的な経過をたどり診断をつけるのが遅れてしまったり……，本当に必要な状況で使えない抗菌薬になってしまっていたり……デメリットを挙げればキリがありません．

　「抗菌薬を出さない」という選択をとることは，こちら側（医師）の負担が増えることにつながります．それによって，痛い失敗をした経験があるドクターもいるのでしょう．だから，自分に直接責任がかからないやり方はある種の防衛反応であり，「とりあえず抗菌薬出しとこ」となってしまう気持ちがわからないわけではありません．しかし，抗菌薬が必要かどうかの判断をする＝きちんと診察をする，ということこそ，医師として本来あるべき姿ではないでしょうか．痛い失敗から，本当に必要な状況はどういうときかというのを見極めるのが１つの醍醐味であり，ワンパターンで片づけられないからこそ，１人ひとりの患者さんを診る楽しみが生まれるのではないでしょうか．たかが風邪，されど風邪です．

　さて，本書の内容とはあまり関係ないことで熱くなってしまいました（笑）．ということで，「あとで重症化するかもしれない」「薬を出したほうが，患者が喜ぶ」などの理由から，一応抗うつ薬出しておこう〜というのはNGです．ここまで読んでくれた方，本当にありがとう！

2 SSRI

基本的に 1st choice となる

Selective Serotonin Reuptake Inhibitors（SSRI）

　SSRI はセロトニン再取り込み阻害薬であり，**セロトニンを増やす**ように働きます．主に，セロトニンは「気分」に関係していましたね．前項で話したとおり，SSRI は主作用と副作用のバランスがよく，**1st choice** になることの多い抗うつ薬です．しかし，よいことばかりではなく，**ほかの抗うつ薬に比べて離脱症状が多い**という難点もあります．

　そんな，SSRI に属する薬剤としては，以下の 4 つが代表的です．

- ルボックス®/デプロメール®（フルボキサミン）
- パキシル®（パロキセチン）
- ジェイゾロフト®（セルトラリン）
- レクサプロ®（エスシタロプラム）

　ざっくりと効果の強い順に並べると，パキシル®＞レクサプロ®＞ルボックス®/デプロメール®＞ジェイゾロフト®になります．副作用の順だと，パキシル®＞ルボックス®/デプロメール®＞レクサプロ®＞ジェイゾロフト®という感じです．それでは，各論をみていきましょう．

ルボックス®/デプロメール®

　最も古い SSRI です．効果のわりに副作用が多く，**1 日 2 回投与，相互作用も多い（特にロゼレム®との併用禁忌が有名）**というデメリットがあることから，最近ではあまり使われていません．

ただし，1点だけよいところがあります．それは高用量で使えるということ．ちょっと応用編になってしまいますが，高用量のSSRIが必要になりやすい強迫性障害で重宝されています．

ルボックス®/デプロメール®→主に強迫性障害がターゲット

パキシル®

「パキシル®」はどこかで目にしたことがあるかと思います．効果・副作用のところをみてもらえればわかりますが，主作用・副作用ともにSSRIで1番強い薬という位置づけです．

実際には，副作用軽減目的に徐放剤が用いられます．商品名としてはパキシル® CRです．CRはControlled Releaseの略．ちなみに，ほかに徐放剤の略語としては，SR（Sustained Release），LもしくはLA（Long Acting），R（Retard）などがあります．

また，1点おさえておいて欲しいのが，本剤のみは妊婦への投与を控えるべきということです．妊娠しても継続して抗うつ薬を飲むことは可能ですが，パキシルなら変更が必要となります．

パキシル®→最も強いSSRI

ジェイゾロフト®

「ジェイゾロフト®」もよくみるお薬ではないでしょうか．こちらは，

主作用・副作用ともにSSRIで1番弱い薬という位置づけです．

1番の特徴としては，女性によく効くといわれている点です．そのため，女性の軽症〜中等症のうつ病には非常によい適応です．また，OD錠もあるため，飲みやすい点も人気の理由です．

ジェイゾロフト®→最も弱いSSRI（女性に人気☆）

レクサプロ®

比較的新しい薬で，主作用が強く，副作用が少ないという理想的なSSRIです．改良を重ね，よりセロトニン選択性を高めたためです．未成年にもよく効くといわれているし，効果発現も早いのも特徴です．

よいことづくしですね！(^o^)　ですが，抗精神病薬のインヴェガ®（SDA）と同様に，よいものは値段が高い……．これが現実なのですよ，皆さん（笑）．それでも，最近ではよく使われているSSRIなんですけどね．

レクサプロ®→よいものは高価

表4-1 SSRIまとめ

商品名	メリット	デメリット	半減期
ルボックス® デプロメール®	安価 高用量で使える	副作用多め 相互作用多い 1日2回投与	9 h
パキシル®	効果が強い	副作用が多い 妊婦には禁忌	14 h
ジェイゾロフト®	副作用が少なく安全 OD錠あり	効果が弱い	24 h
レクサプロ®	効果が強め 効果発現が早い 副作用が少ない	高価	28 h

3 SNRIとNaSSA
1st choiceになることもある

Serotonin & Noradrenalin Reuptake Inhibitors(SNRI)

　まず勘違いしないで欲しいのが，最初の1文字はselectiveではなく，serotoninであるということ．ときどき，ノルアドレナリンだけを増やすと間違えている人がいますが，SNRIは**セロトニンとノルアドレナリン両方を増やす**ように働きます．

　主に，ノルアドレナリンは「意欲」「疼痛緩和」に関係していましたね．基本的には，SSRIの効果が乏しいときの次の手としてSNRIを使うことが多いですが，**意欲低下が目立つときや慢性疼痛があるときにはSNRIを1st choiceにする**こともあります．

　また，SNRIはSSRIよりも**効果発現が早い**といわれており，早いと1週間程度のこともあります．さらに，ふらつき，めまい，性機能障害，眠気，体重増加などについてもSSRIより起こりにくいとされています．ただし，**ノルアドレナリン増加による特有の副作用**（頭痛，動悸，血圧上昇など）が生じることは注意すべき点です．これらのメカニズムについては後ほど解説しますね．

　そんな，SNRIに属する薬剤としては，以下の3つが代表的です．

- **トレドミン**®（ミルナシプラン）
- **サインバルタ**®（デュロキセチン）
- **イフェクサー**® SR（ベンラファキシン）

SSRIほど細かな使い分けはありませんので，ざっくりと概要を掴んでいただければ結構と思います．

トレドミン®

SNRIのなかでは，主作用・副作用ともに弱いのが特徴です．どちらかといえば，セロトニンよりもノルアドレナリンを増やすことに主眼をおいた薬といわれています．

また，ほかのSNRIと違い，肝機能障害があっても使えるというメリットがあります．主流ではありませんが，なぜトレドミンが処方されているのだろう？　と考えるときに役立つ知識となります．

トレドミン®→玄人向けのSNRI

サインバルタ®

日本・世界売上No.1の抗うつ薬です（2015年）．緩和ケアなど，鎮痛補助薬としても使われているので，知っている，処方したことがある人も多いのではないでしょうか．

先に述べた理由（効果発現が早い，副作用が少ないなど）から，非常に使い勝手のよい薬なのですが，いくつかデメリットがあります．1つ目は，**剤形がカプセルしかないため，用量調整がしにくいこと**．2つ目は，**やや退薬症状が多いこと**．3つ目は，そう，よいものは……**値段が高い**ということです．

point サインバルタ®→主流のSNRI

イフェクサー® SR

　サインバルタと同等の効果をもちつつ，徐放剤（SR）にすることで，副作用の軽減を図ったものです．

　こちらも，剤形がカプセルのみ，やや退薬症状が多い（かも），高価であるというデメリットは残していますが，サインバルタの上位交換になる可能性が高いといわれています．

　また，面白い特徴が1つあります．それは，低用量で使用するとセロトニンのみを増やすということ．もし，細かい用量調整ができるようになれば，新しい使い道が拓けるかもしれません．

point イフェクサー®SR→サインバルタの上位交換！？

表4-2　SNRIまとめ

商品名	メリット	デメリット	半減期
トレドミン®	副作用が少ない 肝機能障害でも使える	効果が弱い 1日2～3回投与	8 h
サインバルタ®	効果が強い	高価 用量調整がしにくい 離脱症状が多め	10.5 h
イフェクサー®SR	効果が強い 副作用が少ない	高価 用量調整がしにくい 離脱症状が多い（？）	9 h

> **column**
>
> ### 選択的ノルアドレナリン再取り込み阻害薬
>
> 本項の冒頭で勘違いしないようにといいましたが，Selective Noradrenalin Reuptake Inhibitorsはないのでしょうか？ ……実は，あります．ストラテラ®（アトモキセチン）という薬で，ノルアドレナリンを増やす作用があります．当時は新しい抗うつ薬として期待されたのですが，実際に使ってみると，うつ病に対する有効性がないという結果になりました．そのため，日の目をみないこととなりました．
>
> ……しかし，意外な形で復活をします．なんとADHD（注意欠如・多動性障害）に効果があることがわかったのです．ADHDの治療薬である中枢神経刺激薬とは違い，依存性もなく，なにより副作用が少ないという点は，小児精神科領域では非常に大きなメリットとなりました．
>
> 自分が期待していたものとは違う形で必要とされる，というのはなんだか人間論としても語れそうな話ですね．最初にこの話を精神科医から聞いたときには，なんだかいい表せないような感動を覚えた記憶があります．

Noradrenergic and Specific Serotonergic Antidepressant（NaSSA）

NaSSAはセロトニンとノルアドレナリンの両方に関係する点ではSNRIに近いのですが，機序が異なります．SSRIやSNRIなどのモノアミン再取り込み阻害ではなく，シナプス前のα_2受容体を阻害することで，セロトニンとノルアドレナリンの分泌量をうまい具合に調整するというお薬になります．抗精神病薬でいえば，DSSであるエビリファイ®に似たような感じです．NaSSAに該当するのは次の薬です．

・リフレックス®/レメロン®（ミルタザピン）

　うまい具合に調整するという特性を活かし，症状に変動がみられやすい場合によい適応です．また，即効性があり，1週間程度で効果を実感できることもメリットでしょう．

　主作用も強い分，副作用もそこそこ強いですが，実際にはそこまで問題になりません．NaSSAは抗うつ薬のなかでは，眠気の副作用が最強クラスに強いということが知られています．半減期も約32時間と長く，日中の活動性に影響をもたらすとされています．しかし，思い返してみると，うつ病では生理的欲求の減少の1つである睡眠障害が問題になりやすいのでした．つまり，副作用を逆手にとって，睡眠障害が強いうつ病によい適応となるのです．

> **重要　NaSSAの適応**
> ▶①症状に変動がみられやすいうつ病
> ▶②睡眠障害が強いうつ病
> ▶③ほかの抗うつ薬が効かないときに併用

　ここまでが，抗うつ薬のメインストリームという感じです．ちょっと覚えることが多かったかもしれませんが，今まで「抗うつ薬」と一括りにしていた人にとっては，このような違いがあったことに驚いているのではないでしょうか．わかりやすい！と思ってくだされば，著者冥利に尽きます(T_T).

4 三環系抗うつ薬・四環系抗うつ薬
参考程度に留めておく

リラックスしていきましょう

　さて，ここからは少し肩の力を抜いていきましょう．ここからは，2nd choice や 3rd choice といった感じになってくるものばかりです．抗菌薬でいえば，ペニシリン系やセフェム系などの基本系が終わって，アミノグリコシド系や ST 合剤に入っていくという感じです．今まで学んできた SSRI，SNRI，NaSSA などを使っても効果が乏しいときに使用が検討されます．

三環系抗うつ薬

　細かいことは抜きとして，効果が強く，効果発現も早いが，副作用も強いという位置づけでよいでしょう．今でも，難治例や重症例に使用されることがあります．また，古い薬のため，とにかく安価！ ものによっては SSRI の 1/10 程度であり，年に換算すると 10 万円くらいの差が生まれます．また，夜尿症（遺尿症），慢性疼痛（神経障害性疼痛など），悪夢などにも効果があるといわれており，意外と使える薬なのです．

　この薬の怖いところは，副作用が強いことだけではありません．問題になるのは，過量服薬（over dose）すると，不整脈（QT 延長）やてんかんを誘発して致死的になることがある点です．そのため，この薬を処方するときは，服薬管理がきちんとできる環境であることも大切なポイントとなってきます．

　非専門医としては，細かい使い分けまでは知らなくてよいと思います．

なので，それぞれの薬についての特徴を1〜2行程度で表すに留めておきます．ほかにもありますが，5つをピックアップしました．

- トフラニール®/イミドール®（イミプラミン）

 なかでも最古の三環系抗うつ薬．ノルアドレナリンをメインに増やす．

- ノリトレン®（ノルトリプチリン）

 こちらも，主にノルアドレナリンを増やす．トフラニール®よりも効果が弱い分，副作用も少なめ．

- アモキサン®（アモキサピン）

 これも，ノルアドレナリンを主に増やす薬．上記2つに類似するが，ドパミン遮断作用を有する．

- トリプタノール®（アミトリプチリン）

 三環系抗うつ薬のなかでも最強といわれている．セロトニン・ノルアドレナリンの両方を増やす．

- アナフラニール®（クロミプラミン）

 唯一，点滴のある三環系抗うつ薬．主にセロトニンを増やすため，強い不安障害などにも使われる．

point 三環系抗うつ薬→難治例・重症例によい適応！

> **column**
>
> ### トラマール® について
>
> 皆さんもご存知，トラマール®（トラマドール）は弱オピオイド（非麻薬性鎮痛薬）の1つです．この薬は面白いことに，オピオイド受容体であるμ受容体への作用だけでなく，セロトニン・ノルアドレナリン再取り込み阻害にも作用するという，2つの経路による除痛が知られています．
>
> トラマール®使用時には，三環系抗うつ薬やSSRIなどを内服していないか，もし併用するならば，十分な注意が必要であることも納得していただけるでしょう．

四環系抗うつ薬

　主流であるSSRIやSNRIよりも効果が弱いのに，副作用はこちらのほうが多いということで，あまり用いられなくなった薬です．

　しかし，副作用として知られている強い眠気を，あえて逆手にとるという使い方が，今でもされています．どこかで聞いたことのある話ですねぇ〜覚えていますか？……そう，NaSSAですね．四環系抗うつ薬の場合は，眠気を起こしつつ，ノルアドレナリンを集中的に増やすという違いがあるため，睡眠障害に加えて意欲低下もあるようなときには，よい適応です．

　四環系抗うつ薬に属するのは，主に3つ．ここもその違いについてはさらっとみていただくくらいでよいかと思います．

・ルジオミール®（マプロチリン）
　半減期が46時間と長く，翌日ないし翌々日まで持ち越してしまうことも多い．痙攣を誘発することがあるため，てんかんの既往があれば禁忌．

- テトラミド®（ミアンセリン）

  半減期が 18 時間と，上記よりはマシ．翌日への持ち越し作用はみられるものの，使いどころあり（p.138）．

- テシプール®（セチプチリン）

  半減期が 24 時間．テトラミド®を改良したものだが，あまり差はない．

四環系抗うつ薬→催眠作用を狙うときに使う

5 その他
まだまだある抗うつ作用をもつ薬剤

デジレル®/レスリン®

　デジレル®/レスリン®（トラゾドン）は，眠気の副作用が出る薬の1つであり，不眠を伴ううつ病によい適応です．これまで学んできたNaSSAや四環系抗うつ薬には半減期が長すぎるという難点がありました．しかし，デジレル®/レスリン®は半減期が6～7時間と短く，翌日への持ち越しが少ないため，使い勝手のよい薬として今も人気があります．

　デジレル®/レスリン®は，第2世代～第3世代の間くらいに出たもので，二環系抗うつ薬とかSARI（Serotonin 2 Antagonist and Reuptake Inhibitor）ともいわれています．セロトニンの再取り込み阻害とセロトニン（5-HT$_2$）受容体阻害の2つの作用があります．

　副作用も少ないのですが，残念ながら，うつ病に対しては単剤での治療は難しいといわれるくらい効果が弱いです．そのため，ほかの抗うつ薬と併用されることの多い薬と覚えておくとよいでしょう．

　ちなみにですが，5-HT$_2$受容体阻害により，持続性勃起という特異的な副作用の出現が知られています．稀な主訴であるため，「デジレル®/レスリン®飲んでない？」と言えると，ちょっと尊敬されます（笑）．

 デジレル®/レスリン®→睡眠薬としても使われる

ドグマチール®/アビリット®/ミラドール®

「スルピリド→うつ病」と国試で覚えた記憶がある人もいるでしょう．実は，かなり面白い特徴をもつ薬であり，一部には根強いファンもいるくらいです．

ざっくりいうと，低用量（〜150 mg/日）で抗潰瘍薬，中用量（150〜300 mg/日）で抗うつ薬，高用量（300 mg/日〜）で抗精神病薬と，用量によって対象が変わるという性質があるのです．ドパミンが関係することはわかっているのですが，詳しい機序についてはよくわかっていません．

そんな，ドグマチール®/アビリット®/ミラドール®の気になる抗うつ作用はというと，効果は弱めですが，即効性があるのが強みです．また，胃薬にも使われていたくらいなので，消化器症状を含めて副作用がかなり少ないのもメリットですね．さらに，安価であり，筋注製剤もあるという点も見逃せません．ね？ 皆さんもちょっとファンになりました（笑）？

ただし，ドパミン遮断が関与するため，**錐体外路症状や高PRL血症**を生じる可能性があることは知っておきましょう．

現在，抗精神病薬や抗潰瘍薬として使われることはほとんどなくなりました．しかし，抗うつ作用としては，これまでみてきた抗うつ薬とは別な機序であることから，SSRIやSNRIだけではうまくいかないときに使われることがあり，まだまだ現役として活躍しています．

ドグマチール®が常用薬にある→まずは用量の確認から！

> **column**
>
> **ケタミンがうつ病を救う!?**
>
> ケタミンは麻酔鎮痛薬の1つで，即効性がある，短時間で薬効が切れる，呼吸抑制・血圧低下が少ないために，救急では重宝されている薬です．NMDA受容体拮抗薬であり，統合失調症を悪化させてしまうという話はしましたね（→p.18）．
>
> そんなケタミンですが，かなり強力&即効性のある抗うつ作用をもつことがわかり，注目されています．特に，致死的となりうる"自殺企図"を改善させることができるともいわれています．それに加えて，なぜか1回の投与で1週間効果が持続するという嬉しいオマケ付き．もし，作用機序を解明することができれば，うつ病が完治する時代がくるかもしれません．

抗精神病薬

うつ病に抗精神病薬??と思った方もいると思いますが，ほかの精神疾患で衝動性・妄想が強い場合の適応があったことを思い出しましょう（→p.47）．

耳にタコができるくらい話をしていますが，うつ病の致死的な状況といえば自殺遂行がまず挙げられます．本章の冒頭でお話した自殺のストーリーは決して珍しい話ではなく，SSRI/SNRI単独での使用は自殺リスクが上がることが知られています．そのため，一時的に少量の抗精神病薬を用いて，自殺遂行などの衝動性をコントロールすることがあるのです．

うつ病の希死念慮→少量の抗精神病薬を考慮！

さて，もう1つの適応があります．こっちは少し難しい話なので，余裕がある人だけでOKです．

先ほどのドグマチール®/アビリット®/ミラドール®ではさらっと流してしまいましたが，実はうつ病にはセロトニン・ノルアドレナリンだけでなく，ドパミンとも関連しているといわれているのです．ドパミン減少により，「快楽」を感じづらくなるという理屈です．

しかし，ちょっと待ってください．抗精神病薬は基本的にドパミン遮断薬のはず．ということは，むしろ悪化するのでは？ と思った方，……素晴らしい．おっしゃる通りです．そこで，使用するのは抗精神病薬のなかでもDSSであるエビリファイ®になります．これなら，減っているドパミンをむしろ増やす方向にうまく調整してくれるのです．なかなかすべてを知るのは難しいですが，こういうことを知っていると役立つときが来ます．ちなみに，今だからこそ追加しておきますが，NaSSAには5-HT$_{2C}$受容体阻害という薬理作用もあり，結果的にドパミンを増やすという側面が知られています．

著者の経験談ですが，うつ病を患った友人から「抗うつ薬じゃなくて抗精神病薬を処方された……．おれは統合失調症なんだろうか」と相談を受けたことがありました．もし知識がなかったら，「…………」というリアクションしかとれなかったかもしれません．ですが，うつ病にも処方することがあることをきちんと説明することができました．彼はもう薬を飲むことなく元気に過ごしていますが，「あのときは本当にありがとう」と今でも感謝されます．勉強しておいてよかったー‼

column

抗Parkinson病薬はうつ病に使えるのか

ここで当然出てくるであろう疑問ですが，ドパミン減少でうつ病が生じるならば，ドパミンを増やせばいいんじゃね？ということ．つまり，抗Parkinson病薬が使えるのではないか？と．

しかし，これはうまくいきません．なぜならParkinson病は中脳の黒質，うつ病は主に皮質辺縁系の異常であり，そもそも増やすべき場所が異なるからです．また，受容体も違い，前者はD_2受容体がメイン，後者はD_3受容体がメインとなります．もちろん，抗Parkinson病薬のなかにはうつ病にも効果があるといわれているものもあります．例えば，モノアミンを増やすMAO阻害薬などですね．しかし，こちらに関しては副作用や相互作用が多く，ほかによい薬があることから使われることはほとんどありません．

6 非専門医に必要なこと
知ろうとしなければ一生わからない

うつ病以外の適応

　ここまでお疲れ様でした．本書のメインともいえるところであったので，なかなか覚えることも多かったと思います．実際の患者さんで考え，また本書に戻ってきて復習……というのを繰り返して徐々に身に付くものだと思うので，焦らずゆっくりと掴んでいただければよいと思います．

　さて，レセプト上の問題はさておき，抗うつ薬が使われる状況を整理しておきましょう．うつ病だけでなく，統合失調症の陰性症状，双極性障害，不安障害，PTSD，摂食障害，パーソナリティ障害など……色々な精神疾患への適応があります．これらは，2次性にうつ病を発生しうるためですね．

　ほかに非専門医がおさえておきたい状況としては，慢性疼痛 と不眠 に対して用いられることがあるということです．必ずしも，抗うつ薬を飲んでいるからうつ病の既往あり，というわけではありません．

抗うつ薬の副作用まとめ

　お待たせしました．いよいよ，多彩な副作用を覚える時間がやってきました．消化器症状，不眠，口渇，尿閉，便秘，眠気，体重増加，頭痛，動悸，血圧上昇，ふらつき，浮動性めまいでしたね．すべて覚えるの？と思った読者の方．……安心してください．

　全部覚えます（笑）．

いや，いじめとかそういうのではなく，皆さん（それから患者さん）のためを思っていっています．どういうことかというと，一見乱雑そうにみえる知識ですが，より一層の理解を深めることにつながるのです．

　実は，三環系抗うつ薬の副作用が多い理由は，ほかの神経伝達物質にも影響を及ぼしてしまうからにほかなりません．SSRI や SNRI のように選択性を高くしたとしても，想定していない物質への影響は多少残ります．

　抗うつ薬の種類によって，その影響力は大小異なるものの，セロトニンはUP，アセチルコリンはDOWN，ヒスタミンもDOWNに傾きます．ノルアドレナリンは薬剤によって異なるという感じです．これをまとめると，次のようになります．

> **重要　抗うつ薬の副作用まとめ**
>
> ▶ **セロトニン↑**：消化器症状，不眠
> ▶ **アセチルコリン↓**：口渇，尿閉，便秘
> ▶ **ヒスタミン↓**：眠気，体重増加
> ▶ **ノルアドレナリン↑**：頭痛，動悸，血圧上昇
> ▶ **ノルアドレナリン↓**：ふらつき，めまい，性機能障害

　多少オーバーラップする部分もある（例えば，セロトニン↑でも頭痛がみられる，ノルアドレナリン↑でも尿閉がみられるなど）のですが，本書では理解優先のために上記のように分けました．それでは1つひとつみていきましょう．

・**消化器症状**
　90％以上のセロトニンは消化管に存在するため，セロトニン上昇によりよくみられる副作用なのは納得でしょう．そのため，SSRI や SNRI では特に多いことが知られており，その上昇割合は30〜40％ともいわ

れています．ただし，1〜2週間すれば消失することがほとんどです．
　つまり，治療効果が出始めるまで耐えられるかが勝負なのです．この話は5つの掟でとても大切だといいましたね（忘れた人はp.66へ）．この話を事前に伝えておくことで，患者さんも安心するはずです．
　ちなみにですが，軟便により一過性の体重減少がみられることがあります．ジェイゾロフト®は女性に人気といいましたが，痩せ薬（!?）として巷で受けがよいともいわれています．

・不眠

　生理学の復習ですが，セロトニンを増やすと眠りが浅くなるといわれています．言い換えれば，熟睡感が喪失するということですね．うつ病ではただでさえ睡眠障害で悩みやすいので，ここは重要と考えます．以下にまとめておきますので，参考にしてください．機序を考えれば覚えるまでもないですが．

重要 不眠を起こしやすい抗うつ薬

▶①SSRI
▶②SNRI
▶③三環系抗うつ薬

・口渇，尿閉，便秘

　主に抗コリン作用（アセチルコリン↓）によって起こるもので，抗うつ薬のなかでは選択性の低い三環系抗うつ薬に起こることで有名です．次点としてはSSRIですね．完璧な選択性をもっているわけではないということがわかります．

・眠気

　抗ヒスタミン薬による副作用として，眠気はお馴染みですね．車の運転をして救急外来を受診した人に，ポララミン®などのH_1遮断薬を安

易に投与してはいけないというのは，有名な pitfall ですね．

　話を戻します．これまで話をしてきたなかで副作用を逆手にとって，催眠作用として活用するものがありました．以下の３つです．それぞれのちょっとした違いまでいえるとベストです．復習しておいてください．

> **重要　眠気を起こしやすい抗うつ薬**
>
> ▶①NaSSA
> ▶②四環系抗うつ薬
> ▶③デジレル®/レスリン®

　また，H_1 遮断（ヒスタミン↓）だけでなく，抗コリン作用（アセチルコリン↓）も眠気に傾きます．ここで１つ知識をつなげてみましょう．三環系抗うつ薬では，H_1 遮断や抗コリン作用があるので眠くなります．しかし，セロトニン増加もあるため，熟睡感が失われて不眠にもなる，というパラドックスが起こりうるのです．

・体重増加
　　特に女性では気になる人が多いようです．H_1 遮断が強く出るNaSSAや四環系抗うつ薬でよくみられます．最も出にくいのはSNRIであるため，体重増加を気にする患者さんでは，強く希望される方もいます．

・頭痛，動悸，血圧上昇
　　ノルアドレナリンを増やしたときにみられます．また，副次的ですが，眠気や体重増加が起きにくくもなります．

・ふらつき，めまい，性機能障害
　　逆に，ノルアドレナリンを減らしたときにみられます．ただし，ふらつきやめまいは非特異的症状でもあり，H_1 遮断（ヒスタミン↓）や抗

コリン作用（アセチルコリン↓）なども関与してきます．ご推察の通り，三環系抗うつ薬で圧倒的に多く，SNRIで少ないです．

学生に戻ったような気分でしょう．生理学そのものですからね．臨床の話がほとんどだったので，ちょっと楽しかった人も多いはず！（え，そうでもない笑？）．ちなみに，本章の第3項の冒頭のほうで，SNRIではふらつき，めまい，性機能障害，眠気，体重増加が起きにくいという話をしたのを覚えているでしょうか（p.79）．もう理由は説明できますね．

結局のところ

　本書の大筋に話を戻すと，非専門医にとって大事なのは自分で処方する，というよりも，普段使われている抗うつ薬は何を狙って使われているのか，を予想することだと思います．専門医の間では必ずしも意見が一致しないところもあったり，個人差が大きい分野なので，すべてが本書の理論通りにいくわけではありませんが，ある程度の目安をもっておくことは，何科に行っても使える知識です．
　これまで，「抗うつ薬」と一括りにしていた人にとってはみえてくる世界がまるで違ってくることでしょう．今までは非特異的な症状で受診した人をみたときに，なんだかよくわからないなぁ〜と内科的なアプローチではうまくいかなかったものが，実は精神疾患によるものなんじゃないか，もともと既往があればその内服薬によるものなんじゃないか，というこれまでとは違った鑑別が挙げられるようになり，より一層深い診療ができることでしょう．

　もちろん，外来（特に救急外来）では，「そんな非特異的症状まで相手にする必要はない．致死的なものを見逃さないことが重要」という意見が出てくるのももっともですが，できるうえでそれをいうのか，そうでないかでは天と地ほどの差があります．

それに，うつ病の既往がある人を診るときも強みに変わります．例えば，同じSSRIでも，ジェイゾロフト®なのかパキシル®CRなのか，飲んでいる薬によってうつ病の重症度がある程度予想できます．

　あえてSNRIにしているならば，睡眠にはそんなに困っていないのかも？　意欲低下が主体なのか？　どこか痛いところがあるだろうか？　などを考えることができます．

　眠気を起こしやすい抗うつ薬（NaSSA，四環系抗うつ薬，デジレル®/レスリン®）なら，睡眠に困っていそうとわかりますね．であれば，入院時には睡眠のことについてproblem listに挙げておこうということも可能です．

　三環系抗うつ薬ならば，もともとのコントロールがあまりよろしくないのかもしれない．そうであれば，一言精神科の先生にもコンサルトしておいたほうがよいかもな．などなど，挙げればキリはありません．

　ぜひとも，学んだ知識を臨床に活かしてみてください．最初は外れることも多いかもしれませんが，だんだんと自分なりの理論が構築されてきて，傾向が掴めてくるはずです．慣れてきたら，抗うつ薬は1剤までなら自分で処方してみてもよいと思います．

column

予想をする真の意義

あくまで予想の範疇なので，それをもとに具体的な action を起こすのはよくありません．例えば，こういうときはこっちの薬のほうがよいのでは？ と今ある処方に懐疑的になることはよいことですが，前後の事実関係を調べもせずに処方を変えるのは NG です．色々な経緯があって，ようやくその薬にたどり着いたということもありますからね．

さて，著者がよかったー！ という場面はまだまだあります．その1つに**ラポールの形成にすごく役立つ**というのがあります．処方をみただけで，ある程度どういった悩みをもっているかという当たりをつけることが可能です．そして，「○○さん，普段こういうことで困っていませんか？」と尋ねると，「先生，なんで知っているんですか!?」と大抵の患者さんはびっくりしてくれます．

種明かし（単に内服薬から推測するだけ）をすれば大したことではないのですが，私以外に実践している非専門医が少ないのか，なぜかとても喜ばれることが多いです．今のところ，それで嫌な顔をされた経験はありません．これは私の密かな楽しみ&裏技だったのですが，皆さんもぜひ試してみるとよいですよ．

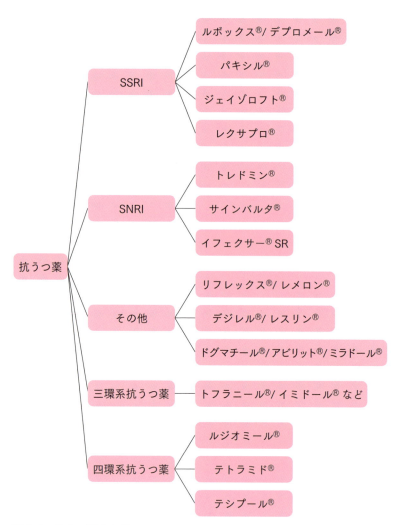

図4-1 抗うつ薬まとめ

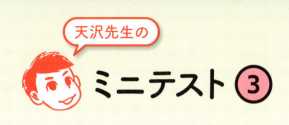

天沢先生のミニテスト ③

問1 抗うつ薬を大きく5つに分類せよ．

答 三環系抗うつ薬，四環系抗うつ薬，SSRI，SNRI，NaSSA

問2 抗うつ薬でおさえておくべき5つの掟は？

答 効果発現まで時間がかかる，1/3の法則，あくまで対症療法，急な中断はNG，多彩な副作用

問3 1st choiceとなりやすい抗うつ薬は？

答 SSRI（※ SNRIでもよい）

問4 うつ病に用いるSSRIのうち，効果の弱い順に3つ挙げよ．

答 ジェイゾロフト®，レクサプロ®，パキシル®

問5 SSRIよりもSNRIを使うべき状況は？

答 意欲低下が目立つときや慢性疼痛があるとき

問6 肝機能障害があっても使えるSNRIは？

答 トレドミン®

問7 NaSSAで最も際立つ副作用は？

答 鎮静作用（眠気）

問8 うつ病に抗精神病薬を用いる状況は？

答 希死念慮（衝動性）が強いとき

問9 抗うつ薬のうつ病以外の主な適応を3つ答えよ．

答 ほかの精神疾患，慢性疼痛，不眠

問10 抗うつ薬の副作用を考えるうえで重要なモノアミンを4つ答えよ．

答 セロトニン，ノルアドレナリン，アセチルコリン，ヒスタミン

Amasawa's advice

問1：まずはこの5つの括りからスタート！
問2：内容までしっかりいえるようにしよう（→p.66）．
問3：非専門医でも処方してOK！
問4：ルボックス®/デプロメール®は強迫性障害がメインターゲット．
問5：この違いは非専門医にとっても重要ですね．
問6：主流はサインバルタ®かイフェクサー®SRの2つ．
問7：ほかに四環系抗うつ薬やデジレル®/レスリン®も眠気を生じやすい．
問8：知っておくと役立つかも⁉
問9：疼痛コントロールでも活躍しますよね！
問10：これらがどちらか一方に傾くと何が起こるでしょう？

第 **5** 章

気分安定薬 &
抗不安薬

1 気分安定薬
3つの時期に分けて考える

双極性障害の治療

　復習になりますが，双極性障害の患者さんは①躁状態，②定常状態，③抑うつ状態をローテーションし，診察時にはこのどこかの時期にいるわけですね．忘れていた人は軽く見返しておいてください（→p.36）．

　というわけで，双極性障害の治療に関してはいかに定常状態を保つか（≒再発予防）が重要なのです．この役割を担うのが，主に抗躁薬と抗てんかん薬になります．これらは気分を安定させるということになるため，「気分安定薬」といわれています．

　双極性障害に対する気分安定薬は必須といわれています．統合失調症同様に，薬なしでの治療はデメリットが大きいためです．そんな気分安定薬に該当するのは以下の薬です．

- リーマス®（炭酸リチウム）
- ラミクタール®（ラモトリギン）
- デパケン®（バルプロ酸ナトリウム）
- テグレトール®（カルバマゼピン）

　これらの薬剤の使い分けを学ぶうえで大切なこととしては，躁状態や抑うつ状態にも効果があるのか？ という視点です．薬によっては躁状態には効かない，抑うつ状態には効かないなどがあるので，3つの時期に分けて覚えていくというのが◎です．

また，全体に共通していることとして，作用機序がよくわかっていないということが挙げられます．なので，この分野に関しては機序から考えるという戦略はうまくいかず，暗記メインになってしまうこと，ご了承ください．ただし，非専門医が新規に処方することはまずありませんし，知識欲の強い人以外なら，各論は飛ばしていただいても構いません．

リーマス®

　まず，多くの場合に **1st choice** になるのが，このリーマス®（炭酸リチウム）です．国試でも，「双極性障害→炭酸リチウム」と1対1対応で覚えた人も多いことでしょう．

　リーマス®は**すべてのphaseに効果があります**．つまり，定常状態における再発予防，抗躁作用，抑うつ作用があるわけですね．特に，衝動性を抑える効果が強く，**自殺予防に有効**とされます．双極性障害は，うつ病よりも自殺率が高い（特にⅡ型）といわれているため，これはとても重要なところです．

　欠点としては，治療域が狭く，**リチウム中毒**の危険が常にあるということです．血中濃度が安定するまでは定期的に測定を行う必要があります．

リーマス®→双極性障害の1st choice

ラミクタール®

　抗てんかん薬の1つです．この薬は欠点も多く，使用はある程度限定されます．

まず1つ目が，**躁状態に効果がない**という点です．これは双極性障害の治療をするうえで要ともなる部分なので，最も残念なところといってよいでしょう．2つ目は，効果が出るまで**時間がかかる**という点です．3つ目は，副作用として**重篤な皮膚障害**も生じうることが有名であり，1度経験すると使用をためらうほどでもあります．

ただし，ほかの気分安定薬とは異なり，唯一，催奇形性がないといわれています．つまり，妊娠を希望されている女性には検討の余地あり，と覚えておくとよいと思います．

ラミクタール®→妊娠希望のある女性によい適応

デパケン®

抗てんかん薬として有名ですね．**抑うつ状態には効果はありません**が，特にラピッドサイクラーにはよい適応とされています．非専門医にとっては，1番馴染みがあるものであり，比較的安全に使えます．

デパケン®→ラピッドサイクラーによい適応

テグレトール®

こちらも，抗てんかん薬として有名ですね．デパケン®と同じく，**抑うつ状態には効果がありません**．ただし，こちらは**皮膚障害（重症薬疹など）の副作用が出やすい**ため，ほかの薬剤が無効なときに使用が検討されることが多いです．

デグレトール®→ほかの気分安定薬が無効なときに使用

　ラミクタール®，デパケン®，テグレトール®は，抗てんかん薬としてのデメリットがあることもお忘れなく．例えば，副作用として過鎮静に傾きやすいとか，相互作用に気をつける必要があるなど．

抗精神病薬

　実は，抗精神病薬も定常状態における再発予防，躁状態，抑うつ状態，すべての phase に効果があるといわれています．ただし，これまでみてきた気分安定薬ほどの効力はなく，あくまで 2nd choice という立ち位置です．使用は非定型抗精神病薬のうち，MARTA（ジプレキサ®）もしくは DSS（エビリファイ®）のどちらかになります．

　また，これまでの気分安定薬にはなかった鎮静作用を併せもつというのも，使い分けのポイントになります．例えば，気分安定薬のみで症状を抑えようと思ったとしても，炭酸リチウムは治療域が狭いうえに，衝動性による過量服用（over dose）の危険があります．抗てんかん薬も一気に増やすと副作用が心配ですよね．そのため，強い衝動性がみられているケース（特にⅡ型）では，早期から抗精神病薬の使用を検討してもよいとされています．

　衝動性を抑えるだけを目的とするならば，SDA のリスパダール®を用いることもあります．リスパダール®は躁状態のみにしか効果はありませんが，その作用はほかの薬剤と比較しても強力です．

　余裕がある人は，抗精神病薬はラピッドサイクラーにも有効であるということをおさえておいてください．

抗うつ薬

 復習ですが，双極性障害の抑うつ状態は，いわゆるうつ病とは異なっています．妄想が強い，抗うつ薬が効きづらいなどもありましたが，ラピッドサイクラーのリスクにもなってしまいましたね．

 また，ミクロな視点でみると，セロトニンの低下はあるものの，ノルアドレナリンやドパミンに関してはむしろ増加しているといわれています．そのため，双極性障害の抑うつ状態に対する抗うつ薬の選択としては，SSRI を使用するに留めます．

表5-1 双極性障害に対する薬剤まとめ

	①躁状態	②再発予防	③抑うつ状態
リーマス®	○	○	○
ラミクタール®		○	○
デパケン®	○	○	
テグレトール®	○	○	
MARTA・DSS	○	△	△
リスパダール®	○		
SSRI			△

2 抗不安薬（総論）

非専門医も処方する機会がある

不安障害の治療

忘れてしまった人は，不安障害（→p.39）を軽く復習しておくとよいと思います．治療は，①生活指導，②精神療法，③薬物療法の3つの矢でしたが，薬物療法は主に何を用いるでしょうか？

根底に不安があるんだから，それを抑制すればよい．つまり，抗不安薬！と思ったかもしれませんが，半分のみ正解です．残り半分は抗うつ薬になります．そういえば……ルボックス®/デプロメール®は，強迫性障害によい適応とチラッと触れましたね（→p.76）．

実は，不安障害のなかにはセロトニン不足とノルアドレナリン過剰が原因ではないかと指摘されているものがあります．これらの影響により，扁桃体が不安を感知しているというメカニズムです．不安障害はほかの精神疾患（特にうつ病など）を合併しやすいという話もしましたが，モノアミンの動き方をみると納得ですね．以上より，抗うつ薬のなかでもSSRIを使用します．

では，抗不安薬はどういうときに使うべきか．抗うつ薬が"内的ストレスによる不安"に有効であるのに対し，こちらは"外的ストレスによる不安"に有効であるとされています．その見極めはなかなか難しいですが，明確なストレス因子があって交感神経症状（イライラ，不眠など）が前面に出ているときには外的ストレス，理由もなく漠然と不安が生じているならば内的ストレス，という感じで分けていきます．

また，両者を同時に使うこともあります．抗不安薬には，SSRIに欠ける<u>即効性</u>があります．つまり，<u>SSRIの効果が出るまでのつなぎもしくは経過中の一過性の強い不安症状に対する頓用薬</u>として用いるというわけです．

抗不安薬ってそもそもなに？

一部の例外を除いて，<u>抗不安薬といえばベンゾジアゼピン系</u>になります．ベンゾジアゼピン系の主作用（GABA↑）は以下の4つです．

> **重要 ベンゾジアゼピン系の主作用4つ**
> ▶①抗不安作用
> ▶②催眠作用
> ▶③筋弛緩作用
> ▶④抗けいれん作用

ベンゾジアゼピン系はたくさん種類がありますが，抗不安作用メインのものを<u>抗不安薬</u>，催眠作用メインのものを<u>睡眠薬</u>，抗けいれん作用メインのものを<u>抗けいれん薬</u>と住み分けているわけです．

そのため，抗不安薬を学ぶときには，抗不安作用の強さだけでなく，ほかの作用（催眠作用，筋弛緩作用など）がどの程度加わるのか，という視点は外せません！　これに，効果の<u>発現時間</u>や<u>持続時間</u>も加味してお薬を選択していくのです．たくさん種類があるのは，それ相応の理由があるわけですね．

抗不安薬のデメリット

副作用は，主作用の裏返しにもなってきます．例えば，催眠作用を悪く

とると「眠気」ですね．筋弛緩作用を悪くとると「易転倒性」です．催眠作用と筋弛緩作用を合わせて「ふらつき」としてもよいかもしれません．特に高齢者では要注意です！

加えて，せん妄のリスクUPにもなるといわれています．本当はせん妄なのに，適当に睡眠薬（ベンゾジアゼピン系）を出したせいで余計に悪化させてしまったというのは，よくあるpitfallの1つです．

それから，抗不安薬は依存・耐性を形成することも有名です．原則として，効果の強いものもしくは半減期が短いものほど依存を形成しやすい傾向にあります．理由は単純で，効果が強いものほど「よく効く！」と実感しやすいので依存形成しやすい，あるいは半減期が短いものほど「効果が切れた！」と乱用しやすいので依存形成しやすい，というわけです．

もともと，不安障害は依存形成をしやすい，という特徴もあった（→p.39）ため，そもそもの相性があまりよくないことは知っておきましょう．

さらに，抗不安薬は精神依存だけでなく，身体依存もあるため，薬を突然止めると離脱症状を起こす可能性があります．具体的には，交感神経症状（イライラ，頭痛，動悸，発汗など）が1週間くらい持続します．一見，不安障害の症状のようにもみえることもあるため，抗不安薬の内服エピソードがあったかどうかというのは要チェックです．やめるときには，徐々に減らすだけでなく，効果の弱いもしくは半減期の長い抗不安薬に代えるなどの工夫も必要です．

これらのデメリットのため，本来であれば頓用での使用が望ましいのですが，頻回に使用しているようであれば，いっそのこと定時に切り替えて，血中濃度を安定させるほうを優先するという場合もあります．

また，原則として**重複して使用してはいけません**．ベンゾジアゼピン系を重ね合わせると，何がどのように効いているのかがわかりづらくなり，メリット以上にデメリットが大きくなる危険性があるのです．少なくとも非専門医としては，知らぬ間にベンゾジアゼピン系の重ね合わせ処方をしないよう，十分に気をつけたいところです．

3 抗不安薬（各論）

お気に入りを最低3つはみつけよう！

抗不安作用「弱」

　本書では，抗不安作用の強さに応じてグループ分けをしていきます．まずは「弱め」のグループから学んでいきましょう．軽めの不安障害に適応があり，高齢者でもわりと使いやすいです．ここに該当するのは以下の3つの薬剤になります．特徴を端的に掴んでいきましょう．

・**グランダキシン®（トフィソパム）**
　最弱の抗不安薬．半減期も最も短い．ないよりはマシ……という"お守り代わり"のような立ち位置．

・**リーゼ®（クロチアゼパム）**
　マイルドな抗不安薬の代表格．バランスがよく，非専門医でも使いやすい．軽症であれば，まずはこれから試してみるという感じ．若干強めにしたければ，**コレミナール®**（フルタゾラム）がよい．

・**セレナール®（オキサゾラム）**
　ゆっくり長くマイルドに効かせたいときに．即効性には欠ける（＝頓用はしにくい）が，耐性・依存が生じにくい．そのため，軽い不安が1日を通してみられる人によい適応．若干強めにしたければ，**レスミット®**（メダゼパム）がよい．

　繰り返しになりますが，使い分けのポイントは，ほかの作用がどの程度加わるのか，効果発現時間（ピークで代替），持続時間（半減期で代替）の3つです．表にまとめておくので，比較しておいてください．

表5-2 抗不安作用「弱」まとめ

商品名	抗不安	催眠	筋弛緩	抗痙攣	ピーク	半減期
グランダキシン®	極弱	極弱	極弱	−	1 h	0.8 h
リーゼ®	弱	弱	弱	−	1 h	6 h
コレミナール®	弱〜中	弱	弱	−	1 h	3.5 h
セレナール®	弱	弱	弱	弱	8 h	56 h
レスミット®	弱〜中	中	弱	弱	1 h	50〜120 h

抗不安作用「中」

　抗不安薬のなかでも，強めの不安障害に適応があります．種類が多いですが，本書では効率よく学ぶために，必要性の高いものを著者なりに厳選しました．

・バランス®/コントロール®（クロルジアゼポキシド）
　強い催眠作用が特徴．そのため，睡眠障害の合併があるときに使用を検討することがある．

・ソラナックス®/コンスタン®（アルプラゾラム）
　バランスがよく人気．とりあえずこれを使ってみて，弱すぎれば強いものを，強すぎれば弱いものを……という使い方もされている．非専門医でも使いやすい．ただし，軽い不安障害への1st choiceはやり過ぎ．

・メイラックス®（ロフラゼプ酸エチル）
　半減期が長いのが特徴．強い不安が1日を通してみられる人など，適応は限られる．多少の違いはあるものの，メレックス®（メキサゾラム）が類似する．

表5-3 抗不安作用「中」まとめ

商品名	抗不安	催眠	筋弛緩	抗痙攣	ピーク	半減期
バランス® コントロール®	中	強	弱	−	3 h	10〜20 h
ソラナックス® コンスタン®	中	中	弱	−	2 h	14 h
メイラックス®	中	中	弱	中	1 h	122 h
メレックス®	中	中	弱	−	2 h	76 h

column

セルシン®/ホリゾン®（ジアゼパム）

　研修医の先生にとっては，かなり身近な薬かと思います．"けいれん"のときに1st choiceになる薬ですね．ほかに，アルコール離脱予防にも使われます．即効性があるのはいわずもがなですが，半減期が長いということは意外と見過ごされています．

　下の表をみていただければわかるように，半減期は57時間といわれています．また，代謝産物もある程度の活性を有しているといわれ，その半減期は約90時間といわれています．痙攣を止めることは大切ですが，長い時間遷延する薬剤であるということは念頭において使用するようにしましょう．

表5-4 セルシン®/ホリゾン®まとめ

商品名	抗不安	催眠	筋弛緩	抗痙攣	ピーク	半減期
セルシン® ホリゾン®	中	強	強	強	1 h	57〜90 h

抗不安作用「強」

　いよいよ，最後です．ここに出てくるものは，例外的な使い方を除き，非専門医が手を出すべきではない，というものばかりです．外用ステロイドでいえば，非専門医がstrongestをほいほい出すようなものです．ここはとても大切なところなので，そこを意識したうえで学んでくださいね．

・デパス®（エチゾラム）
　睡眠薬としてかなり有名です．が，手軽に使ってよい薬では決してありません！ここは強くいっておきます．不安を強くとり，しっかり眠りへと誘ってくれ，リラックス感も出せる．これらの作用から，「デパスはよく効く！」と実感してくれる患者さんも多いので，処方したくなる気持ちはわからなくもないです．しかし，ピークや半減期をみていただく（表5-5）とわかるように，即効性に欠ける & 依存しやすいというデメリットがありますし，特に高齢者では転倒やせん妄のリスクにもつながります．
　血糖降下薬を例に出せば，SU薬が強力だからという理由だけで，それが1st choiceにはなりませんよね．低血糖にしないことが大事であるように，過鎮静をかけすぎないということが，ベンゾジアゼピン系使用における大前提なのです．昔ならいざ知らず，現在は睡眠薬もたくさん選択肢があるので，わざわざデパス®に頼る必然性はありません．

・ワイパックス®（ロラゼパム）
　こちらも有名ですね．ベンゾジアゼピン系のなかでは代謝経路が異なり，肝機能障害にも使いやすいというのが最大の特徴です．よく使われる場面としては，アルコール依存症の人が緊急入院してきたときで，アルコール離脱予防として使用されます．ただし，催眠作用や筋弛緩作用もそこそこ強いので，転倒などには十分注意しましょう．

・レキソタン®/セニラン®（ブロマゼパム）
　最強クラスの強い抗不安作用をもちます．即効性があるため，突発する

非常に強い不安に対し，頓用で用いるなどの使い方がされます．

・**リボトリール®/ランドセン®**（**クロナゼパム**）
　抗てんかん薬としても有名ですね．全体的にかなり強い作用があるということはおさえておきましょう．

・**レスタス®**（**フルトプラゼパム**）
　半減期が圧倒的に長いのが特徴であり，適応はメイラックス®が効かないときくらいに限られます．

表5-5　抗不安作用「強」まとめ

商品名	抗不安	催眠	筋弛緩	抗痙攣	ピーク	半減期
デパス®	強	強	中	−	3 h	6 h
ワイパックス®	強	中	中	中	2 h	12 h
レキソタン® セニラン®	超強	中	強	中	1 h	20 h
リボトリール® ランドセン®	強	強	中	強	2 h	27 h
レスタス®	強	中	中	−	6 h	190 h

セロトニン 5-HT$_{1A}$ 部分作動薬

　最後にもう1つ．ベンゾジアゼピン系以外の機序をもつ抗不安薬であり，**セディール®**（**タンドスピロン**）といいます．セロトニンをうまく調整してくれる薬なので，セロトニンが減少しているタイプの不安障害では有効とされています．加えて，抗不安作用だけでなく抗うつ作用も有しています．

　最も大きな特徴としては，ベンゾジアゼピン系とは異なる薬理作用であるため，副作用も少なく，依存・耐性も生じないという安全性が非常に高

い点が挙げられます．これはかなり大きなメリットですね．ピーク・半減期ともに1.4 h程度であり，使いやすい薬でもあります．

　ただし，**効果は弱め**です．ベンゾジアゼピン系でいうと，グランダキシン®とリーゼ®のちょうど中間くらいというイメージですね．そのため，対象は**軽症の不安障害**であり，特にうつ病に合併した軽症の不安障害にはよい適応です．

　ちなみに，ベンゾジアゼピン系以外の抗不安薬としては抗ヒスタミン薬である**アタラックス®-P（ヒドロキシジン）**や漢方薬である**抑肝散**も該当します．

半減期でまとめてみた

　お疲れ様でした．全体像がみえてきたところかと思いますが，最後に別の視点（半減期）でまとめて，本章を終わりにしたいと思います．

・**短時間型ベンゾジアゼピン系（～6 h）**
　まとめてみると「中」くらいの抗不安作用をもつものがありませんね．デパス®を例外と捉えれば，「弱」のみが該当していると覚えてしまってもよいでしょう．そうすることで，ピークも1 hで統一でき，即効性もよいグループと覚えやすくなりますね．

表5-6　短時間型ベンゾジアゼピン系

商品名	抗不安	催眠	筋弛緩	抗痙攣	ピーク	半減期
グランダキシン®	極弱	極弱	極弱	−	1 h	0.8 h
リーゼ®	弱	弱	弱	−	1 h	6 h
コレミナール®	弱～中	弱	弱	−	1 h	3.5 h
デパス®	強	強	中	−	3 h	6 h

・中間型ベンゾジアゼピン系（6〜24 h）

　このグループの最大の特徴は、「弱」の抗不安作用がないことに尽きるでしょう．

表5-7　中間型ベンゾジアゼピン系

商品名	抗不安	催眠	筋弛緩	抗痙攣	ピーク	半減期
バランス® コントロール®	中	強	弱	−	3 h	10〜20 h
ソラナックス® コンスタン®	中	中	弱	−	2 h	14 h
ワイパックス®	強	中	中	中	2 h	12 h
レキソタン® セニラン®	超強	中	強	中	1 h	20 h

・長時間型ベンゾジアゼピン系（24 h〜）

　このグループは、「弱」〜「強」までさまざまなものが該当します．基本的には、不安が1日を通してみられる人への適応があるものであり、その症状の強さに応じて選択をするというイメージです．

表5-8　長時間型ベンゾジアゼピン系

商品名	抗不安	催眠	筋弛緩	抗痙攣	ピーク	半減期
セレナール®	弱	弱	弱	弱	8 h	56 h
レスミット®	弱〜中	中	弱	弱	1 h	50〜120 h
メイラックス®	中	中	弱	中	1 h	122 h
メレックス®	中	中	弱	−	2 h	76 h
リボトリール® ランドセン®	強	強	中	強	2 h	27 h
レスタス®	強	中	中	−	6 h	190 h

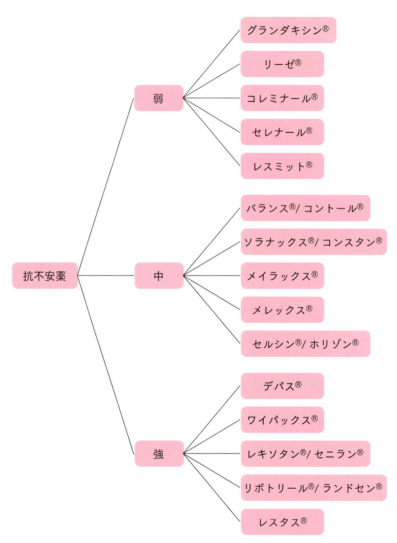

図5-1 抗不安薬まとめ

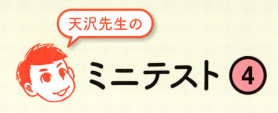

天沢先生のミニテスト ④

問1 双極性障害に対する治療薬を総じて何という？

答 気分安定薬

問2 妊娠希望のある双極性障害の患者さんに有用な薬は？

答 ラミクタール®

問3 双極性障害に対する抗てんかん薬で気をつけるべき点は？

答 効かない時相がある，重篤な副作用がある（皮膚障害など），相互作用が多い

問4 内的ストレスによる不安に有効な薬剤は？

答 抗うつ薬（特に SSRI）

問5 ベンゾジアゼピン系の作用を4つ答えよ．

答 抗不安作用，催眠作用，筋弛緩作用，抗けいれん作用

問6 非専門医によるベンゾジアゼピン系の使用原則は？

答 頓用

問7 依存を形成しやすいベンゾジアゼピン系の特徴を2つ答えよ．

答 効果が強い，半減期が短い

問8 マイルドな抗不安作用を期待するときの頓用薬の選択は？

答 グランダキシン®，リーゼ®，コレミナール®，セディール®

問9 上記より強い抗不安作用を期待するときに最もよい頓用薬の選択は？

答 ソラナックス®/コンスタン®

問10 半減期が短い短時間型ベンゾジアゼピン系は？

答 グランダキシン®，リーゼ®，コレミナール®，デパス®

Amasawa's advice

問1：中身は抗躁薬と抗てんかん薬の2つ．
問2：なぜその薬が選ばれているのか，まで想像を働かせたい．
問3：抗てんかん薬の副作用は本当に恐い……．
問4：外的ストレスには抗不安薬が効きやすい．
問5：主作用でもあり，副作用でもある．
問6：非専門医による定期処方 & 重複使用は NG！
問7：専門医に送る前に使えなくするのは絶対やめましょう．
問8：まずはこれからという感じ．
問9：非専門医でも使いやすい抗不安薬の1つ．
問10：著者はデパス®を処方したことはありません．

第6章

睡眠薬

1 睡眠障害
日本人の5人に1人が悩んでいる

睡眠とは？

　私たちの人生のおおよそ1/3を占める「睡眠」．にもかかわらず，多くについてよくわかっていないのが現状です．「なぜ人は眠るのか？」と考えると，夜も眠れなくなるくらい難しいので，「なぜ人は起きているのか？」という視点でみていきましょう．

　私たちが日中に眠くならないで済むのは"オレキシン"という覚醒に関与するホルモンが分泌しているからです．このオレキシンが少なくなってくると，「眠い……」と感じるようになってきます．

　しかし，私たちは眠い目をこすりながら勉強ができるように，起きようと思えば起きていられますよね．これを手伝うのが"ヒスタミン"です．抗ヒスタミン薬を使うと眠気が出るというのも，これで納得でしょう．逆に抗ヒスタミン薬で眠くならないというのは，"オレキシン"が残っているのかもしれません．

　ヒスタミンによる踏ん張りをもってしても，「もう限界……」という瞬間がやってきます．夜遅くまで論文を書いて……日中業務をして……そのまま当直．そんな日に限って大荒れ……．もうヒスタミンが底をついてしまって起きていられないよ〜〜(T_T)……という状況になっても救急車は来るわけです（笑）．そんなときに最後の力を与えてくれるのが"ドパミン"です．これにより，限界突破を可能にしてくれるのです（いや，したくないけど）．しかし，想像に難くないと思いますが，一種のドーピングのようなものなので，後にくる身体への負担は計り知れません．

> **column**
>
> **ナルコレプシー**
> 「国試でそんなのあったな〜！」という人もいるかもしれませんね（笑）．ナルコレプシーは"日中の突然の睡眠発作"で有名な疾患です．この疾患，実はオレキシン欠乏によって生じるといわれています．

薬に頼る前にできることがある

さて，以上は健常者における睡眠の生理学でした．ここから不眠への対応について少しずつ学んでいきたいと思います．

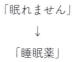

というのは，とても残念な思考です．日常レベルで考えれば当たり前のことですが，誰だってなかなか寝つけないときや熟睡感が得られないときというのはあるもの．その度に，睡眠薬というのはありえないでしょう？睡眠薬というのは数ある対応のうちの1つでしかありません．睡眠薬にはデメリットもあるわけですから，いかに睡眠薬に頼らないようにすべきか，という視点も大切になってくるわけです．

以下に具体例を列挙していきたいと思います．

・規則正しい食事
・適度な運動
・日中に日光を浴びる
・環境を整える（防音，遮光，快適な温度・湿度など）

- 禁煙
- リラックスする音楽やアロマを試す
- 熱すぎる湯船に入らない
- 眠る前にカフェインを摂らない
- 眠る前にアルコールを飲まない
- 眠る前に水分を摂りすぎない
- 眠る前に軽い炭水化物を摂取する
- 眠る前に考えごとをしない
- 眠る前に電子機器（スマホなど）をいじらない

　すべてを達成するのは難しいかもしれませんが，これらのうち1つを変えるだけでも，けっこう効果があるものです．もし，普段から寝つきが悪いという人は試してみるとよいと思います．著者は，「眠る前に電子機器（スマホなど）をいじらない」と「環境を整える（主に寝具）」によって，快適な睡眠ライフを送れるようになりました（笑）.

column

医師は睡眠とどう向き合うか

　医師（特に若手）は，睡眠サイクルがバラバラになりがちな仕事の1つでもあります．そのため，睡眠のことについて悩んでいる同士は意外と多いもの．当直後は**アルコールを飲んだのと同じくらい判断力が低下する**ともいわれており，医療ミスの温床となっています．

　最近では減りつつありますが，遅くまで残っているほうが偉いという考えをもつ医師がいます．上司は選べません．それに巻き込まれた研修医の先生が疲弊している姿を度々目撃してきました．「オレってザ・レジデントって感じ!?」と自己陶酔しているうちはまだ笑っていられますが，本当にメンタルを病んでしまう人もいるので，半ば強制的な雰囲気を作り出すのは悪しきものだと思います．

> たしかに，この業界では不測の事態に遭遇することは珍しくなく，ある程度の部分については仕方がないのかもしれません．しかし，毎日遅くまで残っているというのはどう考えても何かがおかしい．日中にテキパキ働き，早く帰って，天沢本でこっそり勉強．あーこれこそデキレジ（笑）．……冗談はさておき，とにかく休むことも技術の1つだということを忘れず，1度は真剣に考えてみてください．自分のことがわかるのは自分だけですから．

睡眠障害の原因は？

　睡眠薬は1つの手段でしかないということがわかりました．しかし，以上は日常レベル・外来レベルの話です．病棟で「眠剤出してください！」と呼ばれたときに，「適度な運動が～～」とか言い出したら，「使えない研修医」のレッテルを貼られる可能性が高いです（笑）（もちろん，そういうことを考えることは非常に大切ですし，入院中にできることもありますけどね！）．

　なので，患者さんにとって非日常である病院内では，睡眠薬に頼らざるを得ない状況が確実に多くなるのです．そこで重要なのは，いかに睡眠薬に頼らないようにすべきか，という視点ではありません．そうではなく，対症療法として処方するという感覚を意識することです．

　ご存知の通り，「発熱」に対して，解熱薬を使うことは悪ではありません．むしろ，患者さんの苦痛をとれるのだから積極的に使う必要があるでしょう．しかし，そこで終わりにしてしまうのがいけないことなのです．きちんと，「発熱」の原因にアプローチする必要があります．「不眠」もこれと同様であり，睡眠薬を使うにせよ，原因を考えるのが大切だということです．

不眠の原因を下記にまとめておきます．ざっくり分けると，①症状，②疾患，③薬剤の 3 つです．

> **重要 👆 不眠の原因**
>
> ▶①症状：疼痛，瘙痒，呼吸苦，頻尿，咳嗽，発熱
> ▶②疾患：統合失調症，うつ病，双極性障害，不安障害，PTSD，認知症，アルコール依存症，Parkinson病，むずむず脚症候群，睡眠時無呼吸症候群，甲状腺機能亢進症，周期性四肢麻痺
> ▶③薬剤：ステロイド，抗うつ薬（特に三環系抗うつ薬），降圧薬，抗Parkinson病薬，高脂血症薬，IFN
> ※その他：アルコール，タバコ，カフェイン，睡眠薬依存，薬物依存，ストレス，環境（温度，湿度，騒音など），生活リズムの崩れ（時差ボケなど）

これらはいずれも大切であり，鑑別を考えるうえでは 1 つひとつの可能性を挙げていくことが要です．特に，薬剤に関しては医原性なんですから，中止・減量できないか？　という視点をもつことは，必須といえるでしょう．

2 睡眠薬（総論）

患者さんに快適な睡眠を！

まずはデメリットから！

さて，いよいよ睡眠薬！　といきたいところですが，まず先に副作用などについて触れていきたいと思います．不眠の原因を見返してみてください．注目して欲しいのは，"睡眠薬依存"があったこと．つまり，逆に不眠にしてしまう危険性があるということです．国試でほとんど扱われていないテーマであり，よくわからないまま処方している医師も少なくありません．最低限，間違った使い方をしないようになるために，まずはここから学んでいきたいと思います．

> **重要　睡眠薬のデメリット**
>
> ▶①持ち越し効果
> ▶②依存・耐性
> ▶③副作用

1つずつ説明していきます．①の持ち越し効果は，主作用である"眠気"が日中にも残ってしまうことです．それにより，倦怠感，ふらつき，頭痛などの原因にもなってしまいます．当然，半減期の長い薬で起こりやすいです．

②の依存・耐性について．依存は長期間の使用により起こるもので，突然中止すると交感神経症状などの離脱症状をきたします．耐性は同じ効果を出すために必要となる量がどんどん増えていくことですね．特に半減期の短いベンゾジアゼピン系で生じやすいといわれています．

③の副作用は，作用部位でもある中枢神経の障害がメインであり，特にせん妄が有名ですね．あとは一過性健忘，夢遊病など．特に（超）短時間型のベンゾジアゼピン系に多いといわれています．稀ですが，肝機能障害，不整脈，緑内障，奇異反応などもあるので，余裕があればおさえておきましょう．

　3つをみてわかるように，半減期はお薬の作用時間を考えるうえだけでなく，副作用を考えるうえでも，とても大事なfactorなのですね．

睡眠障害の分類

　細かく分けるとキリがないので，非専門医にとって実践的なレベルでのみ話をしていきます．

> **重要　睡眠障害の分類**
> - ▶①**入眠障害**：なかなか寝つけない
> - ▶②**中途覚醒**：夜中に何回も起きてしまう
> - ▶③**熟眠障害**：十分な時間寝たのに眠気が残る
> - ▶④**早朝覚醒**：朝早く目が覚めてしまう

　ベッドサイドで特に問題になりやすいのが前者2つであり，イメージとしては入眠障害にはすぐ効いて，すぐ身体から排泄される睡眠薬（＝ピークが短く，半減期も短い）がよく，中途覚醒にはすぐ効く必要はないけど身体にしばらく留まる睡眠薬（＝半減期は長め）がよいと考えるべきなのは，そう難しくない話ですね．simple is bestです．

ベンゾジアゼピン系は基本的に使わない

　さて，睡眠薬を学ぶうえで最も大切といっても過言ではないのが，ベン

ゾジアゼピン系は極力使わない！ ということです．

　抗不安薬（第5章）で学んだように，ベンゾジアゼピン系には抗不安作用，催眠作用，筋弛緩作用，抗けいれん作用があります．これらはメリットでもあり，デメリットでもありましたね．特に，易転倒性やせん妄を起こしうることは病棟管理をするうえで非常に大きなデメリットです．

　また，依存・耐性の問題も当然あります．適当な処方をされたことで，不幸にもやめられなくなってしまっている患者さんをたくさんみてきました．もちろん，かかりつけ医もよかれと思って処方しているのかもしれませんが，知らぬがゆえに……というのは本当に恐ろしいことだな，と色々なことを考えさせられる瞬間が度々あります．非専門医こそ知るべきなのに……と思ったのが，今回著者が筆をとろうと思ったきっかけですけどね．

　話を戻します．それから，眠りを浅くするということもみられます．つまり，眠れたけど熟睡感が失われやすいということですね．これは寝酒にも同様のことがいわれています．

　最後に抗不安薬でも話しましたが，重複使用はしないということも肝に銘じておいてください．なので，必要とあればかかりつけ医の処方にメスを入れるべきときもあります．これはかなり勇気のいることですし，手間のかかる仕事です．その割に評価はされませんし，患者さんから直接感謝されることも少ないです．これは，本当に患者さんのことを思うモチベーションがないとできないことだと思います．抗菌薬でいえば，PIPC/TAZ，第3世代経口セフェム系，カルバペネム系，ニューキノロン系などの広域抗菌薬をばんばん使っているところにメスを入れるようなものです．

　もし，そんな熱い気持ちをもっている方がいましたら，3剤以上のベンゾジアゼピン系の重なりを目安に検討していただければ幸いです．著者が恩師に言われた言葉ですが，「やる・やらないではなく，できる人はできない人の分もやらなければならない」のです．

今は使わない睡眠薬

　ここはコーヒーブレイクとして聞いてください．もはや睡眠薬として用いられない，いや……用いてはいけない睡眠薬があります．それがバルビツール酸です．ラボナ®（ペントバルビタールカルシウム）が代表的です．

　作用は強力ですが，デメリットが大きすぎる（副作用がかなり強い，耐性・依存も起きやすいなど）ので使われません．つまり，使った瞬間はよいけどあとは苦しむ……という結果を招くのです．

　また，バルビツール酸を過量服用（over dose）すると，呼吸停止を起こして死に至ります．そのイメージが残っているせいか，「睡眠薬を大量服用」して救急搬送される人は現在でもよくいます．今の睡眠薬は何千〜何万と飲まない限りまず呼吸停止は起きないため，ただ病院で寝泊まりするだけになることがほとんどです．

　そんなバルビツール酸の発売が1950年くらい．ベンゾジアゼピン系は1970年くらいになります．どちらもかなり古いですね．それよりもさらに古い睡眠薬があって，ブロバリン®（ブロモバレリル尿素）といいます．

　こちらも効果は強いのですが，デメリットが大きすぎるので使われることはもちろんありません．しかし，ナロ◯エースやウ◯トなどの市販薬には，未だにこの成分が含まれているという問題があります．

　多彩な神経症状（意識障害，脳幹症状，小脳症状，錐体外路症状など）で来院し，精査をしてもよくわからず……でも，入院しているうちに改善してきた，という経過をたどるもので必ず鑑別に挙げるべきなのが，ブロム中毒です．ほかに，Cl高値がみられる，MRIで症状に関する部位の異常信号がみられる，などもあるのですが，どちらもやや特異性に欠ける所見です．

診断の key point は「詳細な内服薬を知ること」に限ります．ただ単にお薬手帳をみて処方薬を知るだけでは不十分であり，「市販の頭痛薬・眠剤を使っていなかったか」という特異度の高い情報を，こちらから積極的に得なければいけないのです．今までに何人か診断に至りましたが，知っていればそう難しいものではありません．ちなみに，ブロバリン®の半減期は約2.5時間と短いのですが，代謝産物は12日残るといわれているので，蓄積してしまうのです．

3 睡眠薬（各論）

もう迷わない！

現在主流の睡眠薬

　皆さんが処方をするとしたら，まずこちらからと思っておいてください．一言でいうと，副作用が少ない比較的安全な薬です．ここに該当するのは以下の3つです．

> **重要　新しい睡眠薬まとめ**
> ▶①非ベンゾジアゼピン系睡眠薬
> ▶②メラトニン受容体作動薬
> ▶③オレキシン受容体拮抗薬

　それでは1つひとつみていきましょう．可能であれば，その使い分けまでいけると理想的です．

非ベンゾジアゼピン系睡眠薬

　ベンゾジアゼピン系はGABA受容体作動薬であり，ω1受容体が催眠作用，ω2受容体が抗不安・筋弛緩作用に関係するとされています．そこで，このω1受容体に選択的に作用させよう！　と開発されたのが，非ベンゾジアゼピン系睡眠薬になります．

　ここに属するのは次の3つ．共通する特徴は，ピークも半減期も短いということ．つまり，入眠障害によい適応です．ほとんど似たりよったりですが，ちょっとした使い分けができるとカッコいいですよ！

- **マイスリー®**（ゾルピデム酒石酸塩）

　ピークが1時間（未満），半減期が2時間．少し古い薬なので，これを軸にあと2つを学ぶとよいでしょう．

- **アモバン®**（ゾピクロン）

　ピークが1時間，半減期が4時間．効果は少し強めですが，**やや苦味がある**のが難点とされています．

- **ルネスタ®**（**エスゾピクロン**）

　アモバン®を改良したもので，ピークが1時間，半減期が5時間です．面白いことに，最大量（3 mg）を使うと中途覚醒にも効果があるといわれています．

　これらもみたことあるー！　と思った人は，よい環境で仕事をしているのだと思います．つまり，睡眠薬についてちゃんと考えられている病院だといえるからです．

メラトニン受容体作動薬

　これまで学んできた睡眠薬とは全く作用機序が異なるため，依存とも縁がありません．ここに属するのは以下1つ．

- **ロゼレム®**（ラメルテオン）

　メラトニンは松果体から分泌されるホルモンであり，体内時計の役割があります．正常な状態では20時くらいから分泌し，深夜2時くらいにピークがくるといわれています．しかし，夜間に明るい環境にいるとメラトニンがうまく分泌できず，睡眠のリズムがおかしくなることがあります．いわゆる現代病の1つといってよいでしょう．

　ロゼレム®は，このメラトニンを増やすように作用する薬になります．

そのため，半ば強制的に眠らせるようなベンゾジアゼピン系と異なり，自然な眠りへと導いてくれるのです．そのため，**あらゆる睡眠障害（特に熟眠障害）** に有用とされています．

また，精神疾患では睡眠障害を合併することが多いですが，ロゼレム®により睡眠の質を上げることで，**原疾患のコントロールがよくなる**ということも知られています．

「副作用も少なく，ロゼレム®の時代や〜！」

と思ったかもしれませんが，そううまくはいきません（笑）．この薬，まだまだわかっていないことが多いのです．

ロゼレム®はピークが45分，半減期が1時間といわれています（ただし，代謝産物にも薬効があるので，実際は2時間くらい）．こうみると，即効性のある薬？　と思うかもしれませんが，実際には**即効性はありません**．実感するまで 2週間〜1ヶ月くらいかかるといわれており，かつ，「いわれてみればよくなっている？」と感じる程度のことが多いようです．

また，**持ち越し効果も多い（約5％）**です．なので，1錠（8 mg）ではなく，1/2錠（4 mg）や1/4錠（2 mg）でも十分なことも少なくありません．

それから，覚えている人はすばらしいですが，**デプロメール®/ルボックス®（フルボキサミン）との併用は禁忌**とされています．これは，主に強迫性障害に使われる抗うつ薬の1つでしたね．理由は，ロゼレム®が分解されにくくなるからです．

かなり使い勝手のよい薬であることは間違いないのですが，効力が少し弱めのこともあり，「ちょっと睡眠で困っている……」くらいの**軽症の患**

者さんに用いられるべきでしょう．もしくは，ほかの睡眠薬と併用して用いるなど．当然，頓用には向いていません．なので，「不眠時　ロゼレム®1錠」などの指示出しは今日からやめることにしましょう．

オレキシン受容体拮抗薬

　比較的，最近導入された薬です．本章の最初で説明したように，オレキシンが覚醒に関与していましたね．そのため，これをブロックすることで睡眠に至るのでは？と考えられたお薬です．

・ベルソムラ®（スボレキサント）
　ピークは1.5時間，半減期は12時間です．そのため，即効性と持続効果の両方を併せもちます．つまり，入眠障害と中途覚醒いずれにも効果があるということです．効果もそこそこ強く，持ち越し効果や依存などのデメリットもほとんどありません．

「ベルソムラ®の時代や〜！……ってどうせ，また引っ掛けやろ」

と思ったかもしれませんが，今回はその可能性を秘めています．理論的には，もしかしたら，ロゼレム®のときのように新しい作用機序なので，予期せぬことが起こりうる可能性があるのです．例えば，オレキシン欠乏によってナルコレプシーが起きるのでは？という意見もあり，情報の蓄積を待っている状況です．

抗精神病薬

　本書もいよいよ大詰めです．これまで学んできた知識をつなげるときがやってきました．ワクワク(^^)！

　抗精神病薬のなかには催眠作用が強いものがありましたね．非定型抗精

神病薬ではセロクエル®やジプレキサ®，つまり **MARTA** です．あえてその催眠作用を狙うときがあるというのは知っておくべき事項です．

それから，定型抗精神病薬のうち，MARTA に近い **コントミン®**（クロルプロマジン）も催眠作用が強いことで有名です．前にはあえて述べませんでしたが，ここに属するものとしてほかにも，**ヒルナミン®/レボトミン®**（レボメプロマジン），**ノバミン®**（プロクロルペラジン）などがあります．これらは基本的にあまり使うべきではありませんが，点滴や筋注剤があるのが強みです．

抗うつ薬

こちらもちょっとした復習ですね．抗うつ薬のなかで催眠作用が強いのは①NaSSA，②四環系抗うつ薬，③デジレル®/レスリン®でしたね．ベンゾジアゼピン系とは異なり，耐性や依存がないため，その催眠作用を狙って使われることも少なくありません．眠りを深くする効果もあり，熟眠障害にもよい適応です．

ただし，NaSSA に関しては，持ち越し効果が強いので，睡眠薬としてはちょっといまひとつ．なので，メインは残り2つになります．

四環系抗うつ薬のなかでも**テトラミド®**（通常 30 mg，最大 60 mg）がよく使われます．催眠作用も睡眠薬のなかでは強めの部類に入ります．ただ，注意して欲しいのは半減期が長いため，持ち越し効果がみられやすいということです．そのため，真夜中に頓用使用するのにはあまり向かないといってよいでしょう．

デジレル®/レスリン®（通常 50 mg，最大 200 mg）はかなり優秀といってよいでしょう．入眠作用はあまり強くありませんが，持ち越し効果も少なく，まずはこれから……というケースも多いです．

> **column**
>
> **睡眠に用いる漢方薬**
>
> 「睡眠をなんとかしたいけど,睡眠薬はちょっと……」と,抵抗がある患者さんには漢方薬が使われることもあります.具体的には,抑肝散(ヨクカンサン)(54),黄連解毒湯(オウレンゲドクトウ)(15),柴胡加竜骨牡蛎湯(サイコカリュウコツボレイトウ)(12),加味帰脾湯(カミキヒトウ)(137),帰脾湯(キヒトウ)(65),加味逍遙散(カミショウヨウサン)(24),三黄瀉心湯(サンオウシャシントウ)(113),半夏厚朴湯(ハンゲコウボクトウ)(16)などなど.ただ,漢方だから安全! というわけではもちろんないですし,ほかの睡眠薬と併せると予期せぬ副作用が起こりうる可能性は事前に説明しておくべきと思います.

ベンゾジアゼピン系

以上,睡眠薬でした〜! で,終わってしまってもよいのですが,ベンゾジアゼピン系はやっぱり気になる読者の方もいるでしょう(笑).主流の睡眠薬と比べてよい点を挙げるとすれば……値段が安いってことくらいですかね.

そんな,ベンゾジアゼピン系ですが,効果の強さではなく,ピークと半減期の2つで選択をします.半減期で分類すると以下の4つになります.

重要 ベンゾジアゼピン系まとめ

- ▶①超短時間:ハルシオン®
- ▶②短時間:レンドルミン®/グッドミン®,エバミール®/ロラメット®,リスミー®,デパス®
- ▶③中時間:サイレース®/ロヒプノール®,ユーロジン®,ベンザリン®/ネルボン®
- ▶④長時間:ダルメート®,ドラール®,ソメリン®

- 超短時間型ベンゾジアゼピン系

　ここに属するのはハルシオン®（トリアゾラム）です．ピークが約1時間，半減期が3時間であり，入眠障害によい適応です．持ち越し効果も少ないのも特徴です．

- 短時間型ベンゾジアゼピン系

　ここに属するのはレンドルミン®/グッドミン®（ブロチゾラム），エバミール®/ロラメット®（ロルメタゼパム），リスミー®（リルマザホン），デパス®（エチゾラム）です．多少の違いはあれど，半減期が6～10時間と人間の睡眠時間に近いため，中途覚醒によい適応です．

　特にレンドルミン®に関しては半減期が7時間とちょうどよい感じがあるのと，ピークが1.5時間と早いため，入眠障害＆中途覚醒に対するW効果が期待できるため，現在でも人気の高い睡眠薬です．

- 中時間型ベンゾジアゼピン系

　このあたりからは，使うことに「？」が出やすくなりますが，サイレース®/ロヒプノール®（フルニトラゼパム），ユーロジン®（エスタゾラム），ベンザリン®/ネルボン®（ニトラゼパム）が該当します．半減期はだいたい24時間くらいであり，短時間型が効かないときなどの難しいケースに利用されるもので，基本的には専門医向けと思っておいてください．

　ちなみに，サイレース®/ロヒプノール®は半減期が7時間じゃないの？と思われた方もいるかもしれませんが，脂肪に一度蓄えられるので，実際には24時間くらいといわれています．なので，ここに分類されます．

- 長時間型ベンゾジアゼピン系

　こちらも非専門医が手を出すべきものではありません．一応ですが，ダルメート®（フルラゼパム），ドラール®（クアゼパム），ソメリン®（ハロキサゾラム）が該当します．半減期は36～72時間とかなり長いです．

　ちなみに，ダルメート®は半減期が24時間じゃないの？と思われた方もいるかもしれませんが，代謝産物にも効果があり，そちらが72時間ほ

どの半減期があるといわれています．なので，ここに分類されます．また，作用時間も1時間（代謝産物は4.5時間）であるため，入眠障害＆中途覚醒に対するW効果が期待できます．

　面白いことにこの代謝産物は催眠作用よりも抗不安作用に働くため，夜は睡眠薬，日中は抗不安薬という働きをするとされています．そのため，ダルメート®については処方することはないにせよ，内服から推測をしたいのであれば，知っておいたほうがよいかと思います．

　最後に半減期ごとにまとめておきます．まとめに使ってください．

表6-1　超短時間型まとめ

商品名	ピーク	半減期
ロゼレム®	0.75 h	1 h（実際は2 h）
マイスリー®	0.8 h	2 h
ハルシオン®	1 h	3 h
アモバン®	1 h	4 h
ルネスタ®	1 h	5 h

表6-2　短時間型まとめ

商品名	ピーク	半減期
デパス®	3 h	6 h
デジレル® レスリン®	3〜4 h	6〜7 h
レンドルミン® グッドミン®	1.5 h	7 h
エバミール® ロラメット®	1.5 h	10 h
リスミー®	3 h	10.5 h
ベルソムラ®	1.5 h	12 h

表6-3　中時間型まとめ

商品名	ピーク	半減期
テトラミド®	2 h	18 h
サイレース® ロヒプノール®	1.5 h	7 h（実際は24 h）
ユーロジン®	5 h	24 h
ベンザリン® ネルボン®	2 h	26 h

表6-4　長時間型まとめ

商品名	ピーク	半減期
ドラール®	3.5 h	36 h
ダルメート®	1 h（4.5 h）	24 h（72 h）
ソメリン®	1 h	42 h

結局のところ

　これまでの向精神薬と一緒で，学ぶ前には膨大な数があるように思っていた睡眠薬も，実際はそう多くはない，むしろ選択の幅が狭いと驚いた人も少なくないと思います．また，身近な人もしくは自分自身が困ったときに，きっと役立つ知識だと思いますよ．一応，使いそうなところをまとめておきます．

> **重要　睡眠薬の使い方**
>
> ▶入眠障害：**マイスリー®，アモバン®，ルネスタ®**，ハルシオン®
> ▶中途覚醒：**デジレル®/レスリン®，テトラミド®**，デパス®，リスミー®
> ▶両方　　：**ロゼレム®，ベルソムラ®，ルネスタ®（最大量）**
> 　　　　　レンドルミン®/グッドミン®，エバミール®/ロラメット®，サイレース®/ロヒプノール®
> ▶その他　：**抗精神病薬（主にMARTA），抗ヒスタミン薬**
> ※ほぼ商品名

　最後に，著者なりになんとなくの思考プロセスを示してみました．何度もいいますが，これが正解ではないですし，あくまで理解を助けるツールとして活用してください．

　まず，大前提としてベンゾジアゼピン系以外の睡眠薬から選びます．日常レベルで使っていきたいならロゼレム®が1st choice．中途覚醒や熟眠障害があってそこに重点を置く必要があるなら，デジレル®/レスリン®もしくはテトラミド®に，ロゼレム®を重ね併せるかはそのときの状況次第．
　入眠障害で困っているなら，マイスリー®，アモバン®，ルネスタ®のうち，病院で採用されているものを選択する．入眠障害・中途覚醒どちらも困っているなら，ベルソムラ®を検討．
　もし，上記の睡眠薬を使っても睡眠障害が続くときは，専門医に紹介する．慣れているならばMARTAの使用を検討してもよいですが，ここまで

くるとたいてい長引いていると思うので，無理はしないほうがよいでしょう．

　入院中で連用しない前提（例えば，手術前とか）ならば，ベンゾジアゼピン系もあり．そうすることで選択肢が増えます．また，サイレース®/ロヒプノール®には点滴もあるため，内服困難な場合に使うことが可能．もちろん，点滴には定型抗精神病薬や抗ヒスタミン薬（ポララミン®など）もありますが，もし，ルート確保すら困難な状況であれば，定型抗精神病薬の筋注がよいでしょう．

> **column**
>
> **市販の睡眠薬**
>
> 　ちなみに，市販で売られている睡眠薬のほとんどはジフェンヒドラミンという H_1 遮断薬になります．さすがに，ベンゾジアゼピン系が野放しに売られているわけではありません（笑）．ここまで学んでくれた皆さんなら，いかに適切な睡眠薬を使うべきか，という重要さにはもう気づいていただいていることでしょう．
>
> 　一般的に，抗ヒスタミン薬の催眠作用は1週間程度で耐性ができるといわれています．だから，花粉症のときに抗ヒスタミン薬を飲むと眠くなりますが，ずっとは続かないといわれるんですよね．そのため，「最初は市販薬使って眠れてたんですけど……」と患者さんが来院することはしばしばあります．心のなかでは「そりゃそうですよ～」と思っておいてください（笑）．

4 せん妄
避けては通れない

せん妄は入院患者の10人に1人くらいに生じる

　最後になりましたが，これを学ばずして終われません．せん妄は何らかの原因によって，脳の動きが一時的に悪くなるために生じるといわれています．それにより，下記のような特徴がみられます．

- 急性発症
- 意識障害（傾眠傾向，見当識障害など）
- 日内変動あり
- 昼夜逆転
- 夜間に悪くなりやすい

　また，しばしば見逃されているのが低活動型せん妄です．国試のイメージでは，「せん妄→暴力的になる，思い込みが激しくなる」かもしれませんが，それは過活動型せん妄という，せん妄の1タイプでしかありません．低活動型せん妄は，無気力，記銘力低下，昼夜の過眠など一見，うつ病や認知症と間違われがちなタイプです．

せん妄は原因を探ろう！

　せん妄において，原因が何か？　と考えることの大切さは，いってもいい尽くせないくらいです．起きる前に予防できることはないか，起きてしまったあとでも再発しないためにどうすればよいか，それらをマネージメントするうえで最も重要になる点です．

> **重要　せん妄の原因**
>
> ▶①背景因子：高齢者（≧65歳），認知症，手術，悪性腫瘍，環境の変化（特に入院1〜2日目），アルコール多飲（60 g以上），せん妄の既往
> ▶②疾患：感染症，脱水，低酸素血症，電解質異常（Na・Ca），代謝異常（低血糖，尿毒症，肝不全など），中枢神経障害（脳血管障害，脳挫傷，脳転移など），貧血，視力・聴力障害，疼痛，便秘
> ▶③薬剤：ベンゾジアゼピン系，ステロイド，オピオイド，H_2遮断薬，抗コリン薬，抗ヒスタミン薬，抗うつ薬

　②と③に関しては回避可能なことも多く，ぜひとも意識して（可能であればすべて暗記して）欲しいと思います．特に過活動型せん妄では薬剤と感染症，低活動型せん妄では脱水と代謝異常が多い印象です．

　ちなみに，せん妄を評価するものとして，DST（Delirium Screening Tool）やCAM-ICU（Confusion Assessment Method for the ICU）が有名です．リスクのある人では早い段階での対応が可能になりますし，効果判定にも使えるので，ぜひとも試してみてください．

せん妄の初期対応

　しつこいようですが，最も大切なのは原因の除去です．つまり，再発・増悪しないよう努めること．そのうえで，抗精神病薬などの興奮を抑える薬を対症療法として使用していきましょう．

表6-5 せん妄に使う薬まとめ

商品名	投与量（最大量）	備考
リスパダール®	0.5～2.0 mg（12 mg/日）	・液剤もあり，使いやすい ・幻覚や妄想によく効く ・鎮静効果は期待できない
セロクエル®	25～50 mg（750 mg/日）	・鎮静効果が強い ・副作用が少ない ・糖尿病に禁忌
ジプレキサ®	2.5～5.0 mg（20 mg/日）	・セロクエル®同様 ・OD錠あり
セレネース®	5 mg（10 mg/日）	・点滴や筋注あり ・幻覚・妄想によく効く ・副作用が多い ・禁忌や相互作用も多い
コントミン®	25 mg（100 mg/日）	・筋注あり ・鎮静効果が強い ・副作用が多い

　簡単にまとめると，過活動型せん妄で内服が可能かつ糖尿病がなければセロクエル®，糖尿病ありならリスパダール®を使う．内服が無理そうであればセレネース®（もしくはコントミン®）．低活動型せん妄ならより原因除去が大切であり，対症療法として睡眠薬を用いる，もしくはルーラン®やエビリファイ®などマイルドな抗精神病薬を使用する（可能なら専門家コンサルトのうえ）．いずれにせよ，用量に関しては少なめから使用して必要があれば追加する，という感じです．

せん妄をいかに予防できるか

　さて，そもそもせん妄を起こさないよう工夫できることはあるでしょうか．実は，今まで何気なくみていた病室をよく観察してみると，実は色々な工夫がされていることに気づくと思います．

①誘因の除去
→もう耳にタコでしょう（笑）

②日中に陽の光を浴びる
→身体のリズムをリセット！

③部屋の明暗をしっかり調整する
→日中は明るく，夜は暗く（ただし，真っ暗にしすぎるのは逆効果）

④日中に家族と面会してもらう
→日中に刺激を与える意味もあります．

⑤日時を明確にする（大きな時計，カレンダーを置くなど）
→特に長期入院になるほど時間の感覚がなくなりやすく，せん妄のリスクUPにつながります．

⑥窓際のベッドに移動して，外の景色がみられるようにする
→外出はできなくとも気分転換に！

⑦早期離床
→DVTや廃用症候群の予防だけでなく，せん妄予防の意味もあるんですよ！

⑧補聴器，眼鏡の度数を合わせる
→視力や聴力の影響はバカにできません！

⑨モニターアラームの設定を必要最小限にする
→いつも同じ設定にするのはNG．これが適切にできる医師は他職種からの信頼も厚い．

⑩ラインは長くして動けるように

→ほかに，夜間は点滴フリーにする，身体抑制は最小限にする，ハサミなどの危険物を近くに置かないなども

切っても切り離せないアルコールとの関係

よくあるシチュエーションの１つにアルコール離脱なの？ せん妄なの？ というのがあります．つまり，前者ならベンゾジアゼピン系の対応（アルコールの受容体と類似するため）ですが，後者の場合は増悪因子にもなりうるということです．

そもそも，アルコール離脱ですが，最終飲酒から２日以内にけいれんや交感神経症状（発汗，動悸，振戦，不眠など）が生じ，2～6日後に振戦せん妄（発汗，興奮，失見当識，幻覚，全身振戦など）を起こします．振戦せん妄の死亡率は５％以上ともいわれており，適切な介入が必要となります．

著者としては，習慣多飲があって入院３日以内であるときについては，予防はほぼ必須だと思っています．具体的には，ワイパックス® 1.5～3.0 mg 分３もしくはセルシン®/ホリゾン® 5 mg 分１のどちらか．内服が困難であればセルシン®/ホリゾン® 10～30 mg/日で，２日ごとに５mgずつ漸減．離脱せん妄を疑えばセレネース® 2.5～5 mgを．

ちなみにですが，アルコール依存症にはCAGE score，アルコール離脱にはCIWA-Arというスコアリングが有用です．もし，CIWA-Arが16点以上なら重症といえるので，専門家に相談しましょう．

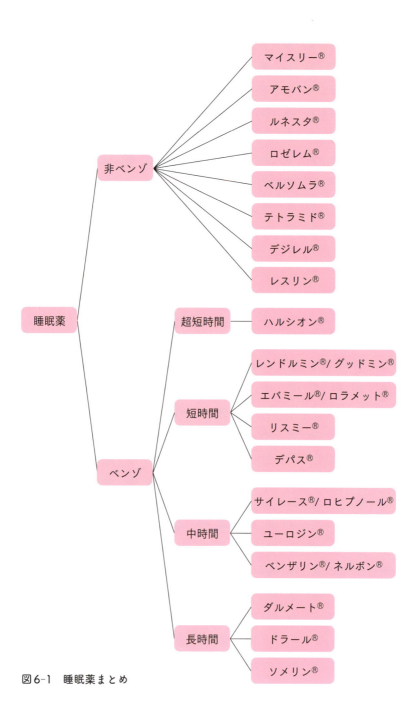

図6-1　睡眠薬まとめ

5 最後に天沢ヒロからのメッセージ
学び終えたあとにあらためて伝えたいこと

　ここまでお疲れ様でした．今までこの領域はblack boxであったという人にとっては，理解の助けになれたのではないかと自負しております．もしくは，ここまで読んでくれたということは，楽しんでいただけたということではないでしょうか？

　学ぶ前と比べると，こんなものなの？ と意外に少ないと感じた人も多いはずです．これって……何かと似ていませんか？ そう．抗菌薬のときと同じパターンです．つまり，たくさん薬があっても，そのなかで使える（使いこなす）べきものというのはそんなに多くないのです．

　また，この分野についてはなかなか学ぶ機会がなかったかと思います．医学生時代はもちろん，研修医になってからも，そうそう教えてもらえるものではありません．なぜなら，上級医も教わってこなかった人が大半であり，「好み」とか「なんとなく」で使われてしまっているのが現状だからです．そして，適当に済ませてしまっても，その場では問題となって跳ね返ってこないため，なかなかフィードバックもされません．結果，「その場さえなんとかなればよい」という一昔前の抗菌薬の使い方をみているような状態なのです．

　非専門医といっても，physicalだけを診ていればよいわけではありません．やはり，physicalとmentalの両方を診られなければ一流にはなれないのです．ルーチンで自分の分野だけを守るだけなら圧倒的にラクでしょう．そのほうが手間もかからないうえ，自分に問題が降りかかってくる可能性も極力減らせると思います．しかし，ここを避けてしまうと，長い目でみたときに患者さんに最大のアウトカムを出すことはできなくなるでしょう．

AIの導入により今後どうなっていくかわかりません．そんな時代に生き残っていくためにも，physicalだけを武器にするのはあまりにも心許ないといえないでしょうか？

正直いうと，ここの分野にメスを入れることは非常にためらいました．「非専門医のくせにふざけんじゃねぇよ」などの強い反発がきた場合，自分にご指導してくださった精神科医の先生に迷惑がかかるんじゃないか，と考えたからです．

しかし，私と同じように，知りたい！　知ってよかった！　と思ってくれる非専門医の先生たちは絶対にいるんじゃないか？　と次第に考えるようになりました．それに，非専門医だからこその視点は絶対にあると信じていたからです．専門医でめちゃくちゃな使い方をする人はそういないと思いますが，でしたらなぜ適当な処方が世の中にごまんと溢れているのか？　それはやはり，非専門医がなんとなくで済ませてしまっている影響もあるのではないか？　今より悪くなりようがないのなら，現状をよりよくできるんじゃないか？　と一連の流れとして考えた次第です．理想をいえば，「専門医のもとで修行を積む」が1番なんでしょうけど，自分の進路や他分野の学習もありますから，現実的には不可能でしょう．

最後に，私から皆さんへのお願い．それは，本書を繰り返し見返して欲しいということです．おそらく，1回読んだだけではどんなに賢い人でも1/4程度の理解で終わってしまうと思います．すぐにとはいいませんから，暇なとき，処方するとき，私の文章が懐かしくなったとき，いずれでも構いませんから，ちょっとでも復習していただければ幸いです．

それでは！
またお会いしましょう！（^o^）BYE！

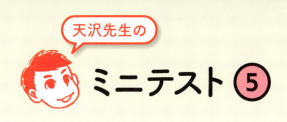

天沢先生の ミニテスト ⑤

問1 覚醒に重要な物質を3つ答えよ．

　　答 オレキシン，ヒスタミン，ドパミン

問2 「眠れません」と言われたときにまずすべきことは？

　　答 不眠の原因を鑑別する

問3 睡眠薬のデメリットを3つ答えよ．

　　答 持ち越し効果，依存・耐性，副作用

問4 入眠障害によい睡眠薬の条件は？

　　答 血中濃度ピークが短く，半減期も短い薬

問5 入眠障害に対してまず検討すべき睡眠薬（頓用）は？

　　答 非ベンゾジアゼピン系（マイスリー®，アモバン®，ルネスタ®）

問6 中途覚醒に対してまず検討すべき睡眠薬（頓用）は？

　　答 抗うつ薬（デジレル®／レスリン®，テトラミド®）

問7 日々の睡眠を整えたいときに検討すべき睡眠薬は？

　　答 メラトニン受容体作動薬（ロゼレム®）

問8 過活動型せん妄に対してまず検討すべき薬物を2つ答えよ.

答 セロクエル®, リスパダール®

問9 せん妄をマネージメントするうえで最も重要なことは？

答 原因の除去

問10 アルコール離脱予防に用いる内服薬を2つ答えよ.

答 ワイパックス®, セルシン®/ホリゾン®

Amasawa's advice

問1：どれがどう働いているのか，も大切です．
問2：すぐ睡眠薬を処方するのは，発熱に抗菌薬を出すようなものです．
問3：非専門医による定期的な睡眠薬の処方はNG！
問4：中途覚醒には半減期がそこそこ長いものがよいですね．
問5：当直中に呼ばれたら，まずはこれからという感じです．
問6：患者さんのニーズによってはこちらかもしれません．
問7：頓用では使わないように．
問8：この2剤はしっかり使い分けしましょう！
問9：ベンゾジアゼピン系の処方で悪化……はやりがち．
問10：入院中の転倒には十分に注意しましょう．

付　録

向精神薬一覧

分類		商品名	特徴
抗精神病薬	SDA	リスパダール	せん妄によい適応
		インヴェガ	リスパダールの上位互換!?
		ルーラン	弱めの SDA
		ロナセン	強めの SDA（DSA）
	MARTA	セロクエル	せん妄によい適応
		ジプレキサ	鎮静効果が強い
	DSS	エビリファイ	ドパミンをうまく調整する
		レキサルティ	
	定型抗精神病薬	セレネース	強力すぎる抗ドパミン作用
		コントミン	MARTA の強力版
抗うつ薬	SSRI	ルボックス／デプロメール	主に強迫性障害に用いる
		パキシル	SSRI では最も強い
		ジェイゾロフト	SSRI では最も弱い
		レクサプロ	バランスがよい．ただし，高価
	SNRI	トレドミン	肝機能障害にも使える
		サインバルタ	主流の SNRI
		イフェクサー SR	サインバルタの上位互換!?
	NaSSA	リフレックス／レメロン	モノアミンをうまく調整する
	三環系抗うつ薬	トリプタノールなど	主作用も副作用も強力
	四環系抗うつ薬	テトラミドなど	どちらかというと睡眠薬に使う
	その他	デジレル/レスリン	どちらかというと睡眠薬に使う
		ドグマチール/アビリット/ミラドール	用量によって主作用が変わる

付録｜向精神薬一覧

分類			商品名	特徴
気分安定薬	抗躁薬		リーマス	特に理由がなければ1st choice
	抗てんかん薬		ラミクタールなど	注意すべき点が多い
抗不安薬	ベンゾジアゼピン	弱	グランダキシン	最も弱い
			リーゼ	マイルドな抗不安薬の代表格
			セレナール	軽い不安が1日続く人に
		中	バランス コントール	睡眠薬としても用いられる
			ソラナックス コンスタン	バランスがよく使いやすい
			メイラックス	強い不安が1日続く人に
		強	デパスなど	非専門医は手を出さない
睡眠薬	非ベンゾジアゼピン系		ルネスタなど	入眠障害によい適応
	メラトニン受容体作動薬		ロゼレム	普段の睡眠を整える
	オレキシン受容体拮抗薬		ベルソムラ	新時代の睡眠薬!?
	ベンゾジアゼピン系	超短	ハルシオン	あえて使うなら入眠障害に
		短	レンドルミンなど	あえて使う……？
		中	サイレース ロヒプノールなど	非専門医は手を出さない
		長	ドラールなど	非専門医は手を出さない

索引

数・欧

2次性のうつ病 ……………………… 25, 73

ADHD ……………………………………… 82
BDNF ……………………………………… 27
CAGE score …………………………… 149
CAM-ICU（Confusion Assessment
　Method for the ICU）…………… 146
CES-D …………………………………… 24
CIWA-Ar ……………………………… 149
DSM-5 …………………………………… 8
DSS（Dopamine System Stabilizer）
　………………………………………… 48, 57
DST（Delirium Screening Tool）…… 146
ECT ……………………………………… 20
GAD-2 …………………………………… 40
H_1遮断薬 …………………………… 144
HDRS …………………………………… 24
ICD-10 …………………………………… 8
MARTA（Multi-Acting Receptor
　Targeted Antipsychotics）… 48, 55, 138
NaSSA（Noradrenergic and Specific
　Serotonergic Antidepressant）…… 82
NIRS …………………………………… 24
PEA ……………………………………… 23
polypharmacy …………………………… 9
QIDS-J ………………………………… 24
SARI（Serotonin 2 Antagonist and
　Reuptake Inhibitor）………………… 88
SDA（Serotonin Dopamine
　Antagonist）……………………… 48, 51
SNRI（Serotonin & Noradrenalin
　Reuptake Inhibitors）……………… 79
SSRI（Selective Serotonin Reuptake
　Inhibitors）…………………………… 75

あ行

アカシジア ……………………………… 49
アタラックス ………………………… 118
アトモキセチン ………………………… 82
アナフラニール ………………………… 85
アビリット ……………………………… 89
アミトリプチリン ……………………… 85
アモキサピン …………………………… 85
アモキサン ……………………………… 85
アモバン ……………………………… 135
アリピプラゾール ……………………… 57
アルコール離脱 ……………………… 149
アルプラゾラム ……………………… 114
イノシトール仮説 ……………………… 38
イフェクサー …………………………… 81
イミプラミン …………………………… 85
意欲低下 ………………………………… 15
インヴェガ ……………………………… 52
陰性症状（統合失調症）……………… 15
うつ病
　――，2次性の
　――の経過 …………………………… 32
　――の重症度 ………………………… 24
　――の症状 …………………………… 22
エスシタロプラム ……………………… 75
エスゾピクロン ……………………… 135
エスタゾラム ………………………… 140
エチゾラム ……………………… 116, 140
エバミール …………………………… 140
エビリファイ ……………………… 57, 147
オキサゾラム ………………………… 113
オランザピン …………………………… 55
オレキシン …………………………… 124
オレキシン受容体拮抗薬 …………… 137

か行

過活動型せん妄 146
覚醒療法 31
仮面うつ病 31
カルバマゼピン 104
感情鈍麻 15
漢方薬，睡眠障害 139
季節性うつ病 32
気分安定薬 104
クアゼパム 140
クエチアピン 55
グッドミン 140
グランダキシン 113
グルタミン酸仮説 18
クロザピン 57
クロザリル 57
クロチアゼパム 113
クロナゼパム 117
クロミプラミン 85
クロルジアゼポキシド 114
クロルプロマジン 59
軽症うつ病 73
軽躁 35
ケタミン 90
血圧上昇，副作用 96
幻覚 13
幻聴 13
抗 Parkinson 病薬 92
抗うつ薬 66
　──，睡眠障害 138
　──，双極性障害 108
　──の副作用 93
　──の分類 70
口渇，副作用 95
抗コリン薬 50
抗精神病薬 8, 46

　──，うつ病 90
　──，睡眠障害 137
　──，双極性障害 107
　──の副作用 49
向精神薬 8, 46
向精神薬一覧 156
抗不安薬 109
高プロラクチン血症 49
コレミナール 113
コンスタン 114
コントール 114
コントミン 59, 138, 147

さ行

サイレース 140
サインバルタ 80
作為体験 13
三環系抗うつ薬 71, 84
ジアゼパム 115
ジェイゾロフト 76
思考伝播 13
思考途絶 15
ジスキネジア 49
ジストニア 49
ジプレキサ 56
ジプレキサザイディス 56
熟眠障害 136
消化器症状，副作用 94
心因性うつ病 32
診断基準 8
心理検査 9
錐体外路症状 49
睡眠障害 124
　──の分類 130
睡眠薬 129
　──の使い方 143
頭痛，副作用 96

索引

ストラテラ 82
スボレキサント 137
スルピリド 89
生活指導（うつ病） 30
性機能障害，副作用 96
精神疾患 13
　── に対する治療 17
精神療法 9
　──（うつ病） 30
セチプチリン 87
セディール 117
セニラン 116
ゼプリオン 53
セルシン 115, 149
セルトラリン 75
セレナール 113
セレネース 59, 147, 149
セロクエル 56, 147
セロトニン 5-HT$_{1A}$ 部分作動薬 117
選択的ノルアドレナリン
　再取り込み阻害薬 82
せん妄 56, 59, 145
　── の原因 146
双極Ⅰ型障害 36
双極Ⅱ型障害 36
双極性障害 35
　── の原因 37
　── の治療 104
ゾピクロン 135
ソラナックス 114
ゾルピデム酒石酸塩 135

た行

体重増加，副作用 96
ダルメート 140
炭酸リチウム 104
タンドスピロン 117

断眠療法 31
鎮静作用 107
低活動型せん妄 146
デイケア 19
定型抗精神病薬 47
テグレトール 106
テシプール 87
デジレル 88
テトラミド 87, 138
デパケン 106
デパス 116, 140
デプロメール 75
デュロキセチン 79
電気けいれん療法 20
動悸，副作用 96
冬季うつ病 32
統合失調症 12
　── の家族歴 16
　── の早期発見 16
ドグマチール 89
ドパミン 124
ドパミン仮説 18
トフィソパム 113
トフラニール 85
ドラール 140
トラゾドン 88
トラマール 86
トラマドール 86
トランキライザー 8
トリアゾラム 140
トリプタノール 85
トレドミン 80

な行

ナルコレプシー 125
二環系抗うつ薬 88
ニトラゼパム 140

入眠障害	134
尿閉，副作用	95
認知機能低下	15
ネオペリドール	59
眠気，副作用	95
ネルボン	140
ノバミン	138
ノリトレン	85
ノルトリプチリン	85

は行

パーキンソニズム	49
パキシル	76
ハミルトンうつ病評価尺度	24
バランス	114
パリペリドン	51
ハルシオン	140
バルビツール酸	132
バルプロ酸ナトリウム	104
パロキセチン	75
ハロペリドール	59
ハロマンス	59
光トポグラフィー検査	24
ヒスタミン	124
非定型うつ病	31, 73
非定型抗精神病薬	47
ヒドロキシジン	118
非ベンゾジアゼピン系睡眠薬	134
ヒルナミン	138
不安障害	39
── の治療	109
不眠	93
──，副作用	95
── の原因	128
ふらつき，副作用	96
フルタゾラム	113
フルトプラゼパム	117
フルニトラゼパム	140
フルボキサミン	75
フルラゼパム	140
ブレクスピプラゾール	57
プロクロルペラジン	138
ブロチゾラム	140
ブロナンセリン	51
ブロバリン	132
ブロマゼパム	116
ブロム中毒	132
ブロモバレリル尿素	132
ベルソムラ	137
ペロスピロン	51
ベンザリン	140
ベンゾジアゼピン系	110, 130
──，睡眠障害	139
ベンゾジアゼピンの半減期	118
ペントバルビタールカルシウム	132
便秘，副作用	95
ベンラファキシン	79
ホリゾン	115, 149

ま行

マイスリー	135
マプロチリン	86
慢性疼痛	93
ミアンセリン	87
ミラドール	89
ミルタザピン	83
ミルナシプラン	79
メイラックス	114
メキサゾラム	114
メダゼパム	113
滅裂思考	13
めまい，副作用	96
メラトニン受容体作動薬	135
メレックス	114

妄想	13
モノアミン仮説	26

や行

薬剤性うつ病	32
ユーロジン	140
陽性症状（統合失調症）	13
抑うつ，双極性障害	36
抑肝散	118
四環系抗うつ薬	72, 86

ら行

ラピッドサイクラー	37, 106
ラポールの形成	99
ラボナ	132
ラミクタール	105
ラメルテオン	135
ラモトリギン	104
ランドセン	117
リーゼ	113
リーマス	105
リスパダール	51, 107, 147
リスパダール コンスタ	52
リスペリドン	51
リスミー	140
リチウム中毒	105
リフレックス	83
リボトリール	117
リルマザホン	140
リン酸エタノールアミン	23
ルーラン	53, 147
ルジオミール	86
ルネスタ	135
ルボックス	75
レキソタン	116
レクサプロ	77
レスタス	117
レスミット	113
レスリン	88
レボトミン	138
レボメプロマジン	138
レメロン	83
レンドルミン	140
ロゼレム	135
ロナセン	54
ロヒプノール	140
ロフラゼプ酸エチル	114
ロラゼパム	116
ロラメット	140
ロルメタゼパム	140

わ行

ワイパックス	116, 149